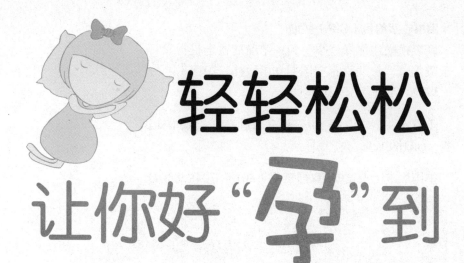

轻轻松松
让你好"孕"到

孕前准备全程指导

徐玉霞　编著

中国妇女出版社

图书在版编目（CIP）数据

轻轻松松让你好"孕"到：孕前准备全程指导 / 徐
玉霞编著. —北京：中国妇女出版社，2013.8
ISBN 978-7-5127-0758-0

Ⅰ.①轻… Ⅱ.①徐… Ⅲ.①优生优育—基本知识
Ⅳ.①R169.1

中国版本图书馆CIP数据核字（2013）第195836号

轻轻松松让你好"孕"到——孕前准备全程指导

作　　者：徐玉霞　编著
选题策划：陈经慧
责任编辑：陈经慧
封面设计：吴晓莉
责任印制：王卫东
出版发行：中国妇女出版社
地　　址：北京东城区史家胡同甲24号　　　邮政编码：100010
电　　话：（010）65133160（发行部）　　　65133161（邮购）
网　　址：www.womenbooks.com.cn
经　　销：各地新华书店
印　　刷：北京联兴华印刷厂
开　　本：170×230　1/16
印　　张：15
字　　数：185千字
版　　次：2013年10月第1版
印　　次：2013年10月第1次
书　　号：ISBN 978-7-5127-0758-0
定　　价：28.00元

CONTENTS
目 录

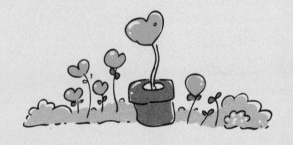

第一章

优生小锦囊——七嘴八舌话遗传

谁是遗传的主角

怀孕生子也遵循"种瓜得瓜"

你的"种子"优秀吗

黑肤色准妈咪咋生白皙宝宝

导致宝宝先天畸形的三大原因

走出孕育神童的误区

宝宝五官基因的小密码

准爸爸的五项硬指标

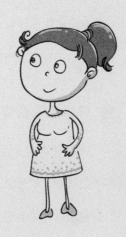

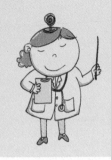

想象一下，当你的宝宝出生之后，很多的亲朋好友会讨论，宝宝的鼻子像妈咪，可是嘴巴却像爸爸……究竟他的容貌是怎么遗传的呢？让我们一起揭开遗传的奥秘，看看是什么物质在扮演着遗传的主角吧。

谁是遗传的主角

关于遗传这个话题，一直深深地困惑着人类。为什么生物世代之间都会有惊人的连续性与相似性呢？遗传到底有着怎样的奥秘呢？千百年来，人们也一直在遗传这座迷宫中不断地徘徊着。直到19世纪末，在无数科学家的不懈努力与精心研究下，终于找到了扮演遗传的主角，它就是染色体。

★ 神秘的染色体

染色体平时是隐而不现的，即使在显微镜下也难以看见，它深深地隐藏在细胞核中，就像是瑰宝一样珍藏在细胞中。在细胞分裂期间，通过某种特殊的染色法，它才会显露出本来的面目，从而便有了"染色体"这个学名。

人类染色体的正常数目应该是23对，就是46条。其中的22对是没有性别区分的，男性和女性是一样的，这些染色体被称为"常染色体"。而剩下的这

1对是有性别区分的"性染色体"，男性的两条分别为X染色体和Y染色体，而女性的两条都是X染色体。

更奇妙的现象是，染色体的数量无论在你体内的哪个细胞里都是成对存在的，只有在人体的生殖细胞中，也就是男性的精子和女性的卵子里，就只剩下23条这个单数。当精子带着自己的23条染色体与同样带着23条染色体的卵子邂逅时，新生命——受精卵就诞生了，这样就又恢复到46条了。现在，你应该知道了吧，在你孕育的宝宝中，他每个细胞中所含的46条染色体，一半来自爸爸，一半来自妈咪。所以，宝宝身体内携带的遗传基因也是父母平分的。而当小宝宝长大成人后，他们体内生成精子或卵子时，染色体的数目还会对半减少。就这样周而复始，来自父母的种种特征得以一代代地遗传下来，从而使人类代代循环复制着与自己相似的后代，繁衍生息着。

★ 遗传信息的存储者：基因

说到染色体，还有一种物质是非提不可的，那就是基因。因为基因是遗传信息的储存区，一个基因中包含前辈的一种甚至多种遗传信息，并决定着下一代的一种或多种性状及其特征。因此，它掌握着人类世代遗传的"生杀大权"。

基因这种物质极其微小。研究显示，人体内的每条染色体是由一个DNA（脱氧核糖核酸）分子构成。而基因是存在于DNA分子上的一个小片段，贮存着遗传信息，并按一定顺序排列在染色体上。据研究，染色体上基因都有其自己的位置，叫作"传点"，而且每条染色体里大约含有1250个基因，人的各种遗传性状便是由它们决定的。

世界上的每一个人，最初都是由一个受精卵历经无数次的分裂增殖发育而成的，而受精卵的发育也是受基因控制的。在受精卵里深藏着爸爸和妈咪无数个遗传基因，详细地记述了宝宝的相貌、性格、体质、智商甚至某些遗传病，而你的小宝宝就是依照这些特征发育成长的。所以宝宝降生后，你会发现他某些地方像爸爸，某些地方像妈咪，长大后的特征就更加明显。

人体中有46条染色体，它们所携带的基因的总数量就非常巨大，因此这些基因之间能够组合出的形式也是多得数不胜数。基因虽然在一般情况下不会发生变化，但在某些特殊条件下也会有所改变，有时还会发生重组现象。这就是说在这个世界上，不可能有两个人的遗传信息是完全一样的，即使是双胞胎之间也会存在一定的差异。

需要引起你注意的是，人体内细胞中的基因都是成双成对的，只有在成熟的生殖细胞，就是精子和卵子中，才会彼此分离，单独存在。基因包括显性和隐性两种，显性基因是在一对基因中决定其表现性征的，这种现象叫表现型；而隐性基因是只有在成双成对出现时才会有这个作用。例如，当胎宝宝形成时，他要分别接受爸爸和妈咪的同等基因，如果宝宝从母亲的基因里继承了双眼皮的基因，而从父亲的基因里继承了单眼皮的基因，那么他出生以后长双眼皮的可能性就会很高。因为双眼皮在这里是显性基因，单眼皮是隐性基因，而双眼皮的基因压倒了单眼皮的基因，表现为双眼皮眼睛。然而，在这个宝宝的染色体中仍存在单眼皮的隐性基因，等宝宝长大后，如果他和他的另一半一样，体内也存在单眼皮的隐性基因，那么他们宝宝的眼睛就很可能是单眼皮眼睛。这就是显性基因和隐性基因的不同。

除此之外，基因还有稳定性和变异性。稳定性是指基因能够通过自体复制，使宝宝与父母的相貌基本一致；变异性是指基因在某种特定条件下会有所变化，因而使遗传性状发生变异。宝宝会与父母有所差别，这种差别称作基因突变。正是因为基因具有这两种特性，我们人类才得以世代相传，并与祖辈有所差别地进化着。

当你十月怀胎，瓜熟蒂落时，看着怀里的宝宝，感慨他是你们夫妻二人的缩小版，或是惊叹他集合了你们所有优点，比你们任何一个都完美的时候，别忘了感谢扮演遗传主角的染色体与染色体中那看似微小却神通广大的基因吧！

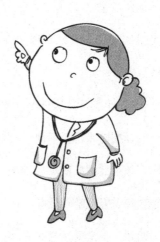

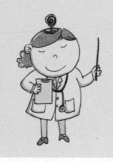

一个健康、聪明的宝宝对于一个家庭来说是非常重要的。但是宝宝四肢健全、不聋、不傻，是否就是"优良品种"呢？答案当然是否定的。您知道吗？您的宝宝健康与否与您关系重大！怀孕生子也遵循"种瓜得瓜"！

怀孕生子也遵循"种瓜得瓜"

随着医疗条件的提高以及医学知识的普及，低能儿及残障儿的出生率也在不断地降低。但是您知道吗？看似健康的宝宝并不一定身体没有缺陷。这里要告诉大家，生一个优质的宝宝，绝对不能靠运气，我们需要做好充足的准备，有计划地孕育，才能生出最优质的宝宝，怀孕生子也要遵循"种瓜得瓜"！

大家知道吗？从怀孕一开始胎宝宝大脑就在慢慢地成型。所以这个时候，如果准妈咪营养不良，很可能造成胎宝宝出现大脑畸形或是成为低能儿。例如，如果缺少叶酸可能造成胎宝宝神经管缺陷；如果缺乏维生素A，则有可能导致胎宝宝眼睛及大脑畸形等严重后果。所以，准妈咪们一定要注意了，在怀孕期间，一定要注意营养的合理补充。

有些妈咪会遇到这种情况，在怀孕期间为了让宝宝更健康，大吃特吃，结果自己的体重直线上升，但是到医院检查时，医生还会说宝宝营养不足，缺这个、少那个，这是为什么呢？其实营养的补充和体重是没有关系的。宝宝所需的营养是指铁、钙、叶酸、维生素等物质，而不是脂肪的摄入量。因此，准妈咪们一定要注意这个问题，正确补充营养物质。

接下来，给准妈咪们推荐几样在怀孕前后必须进补的物质，这样你既不用担心体重会狂涨，也不用再为宝宝的健康担忧了。

★ 怀孕如何吃出个"聪明娃"

孕前3个月补充叶酸

怀孕的前4周是胎宝宝神经管形成及分化的重要时期。这个时期如果准妈咪没有补充足够的叶酸，可能导致胎宝宝神经管发育缺陷，使裂脑儿、无脑儿的发生概率大大提高，还可能导致眼、腭、心血管等发生畸形。所以，这个时期，准妈咪们一定要注意多多补充叶酸！

不过在此要提醒准妈咪们，一般发现自己怀孕时往往已经是5周以后了，有的甚至会更晚，从而延误了补充叶酸的时间。同时资料显示，女性一般在服用叶酸4周后，体内的叶酸缺乏状态才能得到明显的改善。所以，准妈咪们最好在准备怀孕的前3个月就要做好补充叶酸的准备。

铁充足对宝宝很重要

在怀孕期间，准妈咪体内的血红蛋白会增加20%，这个时候必须要注意铁的摄入。如果体内缺乏铁，不仅影响到准妈咪的身体，更会影响胎宝宝的健康。准妈咪身体内缺铁，可能导致胎宝宝早产、肝脏贮存铁量不足，严重的可能会影响胎宝宝脑内多巴胺受体的产生，从而导致宝宝的智力下降。所以，补充足够的铁也是重中之重。

建议准妈咪们可以多吃一些含铁量较多的食物，例如，动物的肝脏、红枣、黑木耳、瘦肉等。如果缺铁比较严重或是贫血的准妈咪可以咨询医生，在医生的科学指导下服用一些小剂量的铁剂等。还要提醒准妈咪们，不要单单只顾着补铁，还要多吃一些水果、蔬菜，以补充维生素来促进铁的有效吸收。

★ 时尚靓女怀孕需改变生活细节

想要生一个健康、聪明、快乐的宝宝，除了要补充足够的营养外，作为靓女的我们还必须改变生活的一些细节。正常的生活规律，良好的饮食习惯，才能把身体调节到最佳状态，提高受孕概率，孕育健康宝宝！

不正常的作息时间会影响宝宝健康

很多女性业余生活比较丰富，与朋友、同事喝酒、泡吧等。然而你知道吗？虽然这些生活能释放压力，但是却对女性健康造成了很大的伤害。经常喝酒、吸烟会破坏女性正常的卵巢功能，使内分泌紊乱，使受孕的概率大大降低。就算是受孕成功，也可能导致宝宝畸形或准妈咪流产。

紧身衣、高跟鞋可能形成子宫内膜异位

紧身衣是美丽女性的最爱，它能凸显女性的曼妙身姿。但是你一定要注意，在美丽的背后，有着极大的隐患。紧身衣很容易导致女性患子宫内膜异位症。

这又是为什么呢？原来，紧身衣在穿和脱时，都会形成一定的压力差，

这种压力差，使子宫内膜细胞受到挤压，从而影响到受孕细胞的发育，提高子宫内膜异位发生的概率。同时还要提醒准妈咪们，长期穿高跟鞋，会使子宫位向前倾，前倾的子宫使正常受孕变得困难，从而降低了怀孕的概率。所以，准妈咪们在怀孕前最好换上舒适的平底鞋与宽松的衣服。

节食减肥招致内分泌紊乱

减肥是美丽女性永远的话题，为了美丽，我们可以忍受美食的诱惑。但是你知道吗，过度的节食减肥，会严重地影响我们的内分泌功能。内分泌功能失调会大大降低女性受孕的概率。很多女性朋友们有这样的疑问，节食减肥真的有那么可怕吗？下面我们就来听听专家的回答。

专家告诉我们，过度节食减肥，会使准妈咪们雌激素以及孕激素分泌减少，内分泌功能紊乱，进而导致月经量减少，甚至会出现饮食性闭经。同时容易造成排卵障碍，这个时候女性朋友们便很难受孕，严重的可能导致女性不孕症的发生。就算侥幸受孕成功，胎宝宝可能也会存在严重的营养不良，从而导致胎宝宝发育迟缓，甚至准妈咪流产。

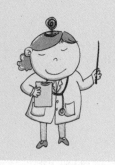

生一个健康、聪明的宝宝不是准妈咪一个人的事，这需要夫妻双方一起配合努力。为了优生，不单单是准妈咪要做一系列的孕前检查，准爸爸也必须做一些相关检查。精液检查就是其中非常重要的一项。准爸爸，你的"种子"优秀吗？

你的"种子"优秀吗

生一个健康、聪明的宝宝是每个家庭的希望，但是千万不要以为生宝宝只是女人的事，这需要小两口的共同努力和配合。健康的宝宝需要健康的卵子与健康的精子相结合，所以，在准备生宝宝时，除了自己要做好各项孕前准备，千万不要忽略了您另一半的精子健康问题。

孕前精液检查是分析准爸爸生育能力的一个重要依据。精液检查不仅在男科医院很重要，在综合性医院同样非常重要。精液检查后可以及早地确认准爸爸的精子是否优秀，此时是否是孕育宝宝的最佳时机。接下来我们一起来看看，如何检查精子呢？

★ 精液重要组成

精子在精液中的比例占5%～10%，是精液中最重要的组成成分。精子在睾丸中形成，是由睾丸中的精原细胞慢慢发育而成的。精子每天的产量与准爸爸身体的状况有很大的关系。如果受到外界的刺激，例如温度偏高或是接触大量的放射线等，会使精子的质量下降，数量减少，甚至改变精子的发育周期。

正常情况下，成年男性每天可以产出1亿左右的精子，这些精子被白色的液体包裹着，这些液体被称为精浆，它占精囊分泌液的60%～70%，其他20%～30%的成分为前列腺液。精液就是由这些成分组成，其中精子的比例是最少的，却是最重要的。

★ 精液检查的具体内容

准妈咪、准爸爸们了解了精子的组成，那么如何检查精子的质量呢？我们一起来看看。

我们想要做检查，第一件事情当然是采集自己的精液。是否能正确地采集精液关系到检查结果的准确性。所以，在这件事上一定不能大意。那么如何正确采集精液呢？我们接着来看一看。

打算做精液检查的准爸爸们一定要注意，在精液采集前的3～5天内一定要禁欲，如果禁欲的时间过长或是过短都会影响到我们检查的准确性。所以，禁欲的时间务必要把握好。

接下来就是获取精子样本了。用自慰或是体外射精的方法都是可以的。将精子收集到准备好的干净卫生的容器内保存起来，但是要注意，千万不能用避孕套保存。因为避孕套内含有的药物或其他化学物质会损害精子，甚至导致精子死亡。保存的时候一定要注意哦，要保存在近于体温的环境下，在1小时内送到检查室。

成功采集到精液，接下来我们来看看都要做哪些检查吧。

精液常规检查

首先要做的就是精液的常规检查。精液的常规检查一般包括精液的产生量、精液的颜色、精液的液化时间、精子的密度、精子的存活率、精子活力、精液中白细胞数、精子畸形的百分比等。

● 精液颜色

正常的精液颜色是透明的灰白色，如果精液呈现黄色或是有血液，就一定要注意，这可能说明你的生殖道有炎症，一定要及时治疗。

● 精液量

精液量会受到排精频率以及排精次数的影响。一般正常情况下，每次的排精量是2毫升～6毫升。如果每次精液量低于1毫升说明精液量减少；如果每次多于6毫升说明精液量过多。千万不要认为精液量过多是好事，过多与过少都是异常现象，要及时与医生沟通。

● 精子密度

每毫升精液中所含精子的数量就是精子的密度。一般正常情况下，每毫升精液中大约含有2000万以上的精子，如果低于这个数则属于少精症，对生育会有严重影响。

● 精液液化时间

有人会问，精液本来就是液状的怎么还会液化呢？其实精液在刚刚排出体外时是呈凝胶状态的，在经过5～30分钟后则会变成液体。精液的液化需要大量的蛋白水解酶，如果精液黏稠而且没有液化，那一定要小心，可能患有前列腺或精囊疾病。

● 精子1小时存活率

精子1小时存活率是指在排精后1小时内，精子的活动比率，正常情况下不低于60%。

● 精子活力

精子活力一般分为A、B、C、D四个等级。

A级——快速直线向前运动；

B级——慢速向前运动；

C级——原地摆动；

D级——不活动。

正常情况下，精子活力A级不低于25%或者A+B级不低于50%。如果精子活力低于正常水平，则会影响到生育。不过这里提醒准妈咪及准爸爸们，D级精子，不一定就是死精子，可能只是失去了运动功能，要及时与医生沟通进行治疗。

● 畸形精子百分比

精子的形态异常被称为畸形精子。一般正常情况下，畸形的比率应该低于30%，如果畸形率超过30%，则属于异常情况，会严重影响到生育问题。

● 精液中白细胞数量

你知道吗？精液中白细胞的数量也是衡量精液是否正常的一个标准。正常情况下，精液中的白细胞数量不超过5个，如果多于5个就要小心了，很可能已经发生了生殖道炎症。

男性不育症中，精液感染是非常重要的原因之一。所以，如果发现精液异常，那一定要及时地与医生沟通，做进一步的精液细菌学检查。

精液生化检查

进行常规检查之后，建议准爸爸们最好做一个精液生化学检查。生化检查是判断附性腺分泌功能最简便的方法，其中包括酸性磷酸酶、锌、糖以及卡尼汀等。

如果精液生化学检查显示果糖含量偏低，可能会使准妈咪受孕困难。

前列腺内含有高浓度的酸性磷酶与锌，附睾内有浓度很高的肉毒碱，这些物质都与精子功能息息相关。如果这些物质含量降低，那准爸爸很可能发生了前列腺或是附睾炎症，所以准爸爸们一定要注意。

★ 影响精液检查结果的因素

上面为大家介绍了如何检查精液，但是准爸爸们一定要注意，精液检查结果的准确性会受到其他因素的影响。接下来我们就一起来看看到底有哪些因素会对精液检查造成影响。

性生活过频或不当

如果性生活无节制，会导致精子每次的射出量减少，这个时候进行精液检查的话，很可能影响结果的准确性。同时要提醒你，如果长期性生活无节制，每毫升精液中的精子少于2000万个，则会影响到生育，使女性受孕的概率大大降低。

禁欲

如果男性长期禁止性生活，精子可能失去运动力与授精能力，导致精子在输精管内解体。而且精子衰老的比例也会慢慢地扩大。这个时候如果做精液检查，很可能结果是不准确的。这里也要提醒你，如果这个时间受孕的话，容易导致宝宝智力低下或是畸形等。

性生活混乱及不洁

如果性生活不洁或是性生活混乱，可能会使附属性腺分泌减少，从而影响到精子的质量，导致精子的数量下降、活力降低，从而严重影响到生育。

还有很多因素都会影响到精液检查的结果，例如情绪不良。情绪不良很可能导致机体内分泌系统紊乱，使睾丸生成精子的能力降低；长期处在高温环境中，往往会使阴囊调节温度的功能发生障碍，从而影响到精子的产生及质量；服用一些刺激性的药物，例如抗风湿药、抗高血压药、镇静剂等，都会影响精子的质量，从而使检查结果受到影响。

所以准妈咪与准爸爸们一定要注意了，如果准备去医院做检查，要提前做好准备，不要让这些不良因素影响了我们的检查结果。

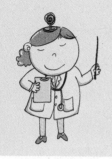

要做妈咪的你，欢喜的同时也会生出几分忧虑：我的肤色偏黑，孩儿他爸也不白，有什么办法能使我的宝宝长得白一点呢？偏黑的准妈咪真的也能生白皙宝宝吗？

黑肤色准妈咪咋生白皙宝宝

俗话说：一白遮百丑。准爸妈们都希望自己的宝宝生下来白白嫩嫩的，尤其是那些皮肤黑的爸爸、妈咪们，更是希望如此。那这个小小的愿望可以实现吗？你可以为自己"定制"一个白皙宝宝吗？

告诉你一个秘密：当你怀孕以后，整个孕期如果能有意识地多吃某些食物，会对腹中胎儿的生长发育起到意想不到的微妙作用，科学地调配饮食，能帮助你扬长避短，摆脱缺憾，就能生出一个让你称心如意的健康宝贝。通俗地讲，先天不行后天补，无数前辈已经证明，白皮肤也有可能吃出来哦！

⭐ 改善偏黑的肤色

对于肤色偏黑的准妈咪，在日常饮食中，应该多吃一些含维生素C的食物。因为维生素C不仅有助于宝宝身体发育、强壮骨骼和牙齿，而且能够抑制皮肤中黑色素的生成，使其还原成无色物质，从而减少黑色素的沉淀，日后生下的宝宝皮肤就会相对白嫩、细腻。

含维生素C丰富的食物有西红柿、葡萄、柚子、西蓝花、苹果、鲜枣、刺梨、猕猴桃、冬瓜、洋葱等，其中，含维生素C最多的水果是猕猴桃。每100克猕猴桃含维生素C400毫克，是柚子的9倍。而在蔬菜中，西蓝花可以称之为维生素之王，同等量的西蓝花维生素C含量是西红柿的6倍。吃西蓝花最好的方式是凉拌，这样能够使里面的维生素C含量损失得最少。

水果中的苹果性味甘平，富含的维生素和苹果酸有增加血色素的功效，不仅能使皮肤变得细白红嫩，更对贫血的女性有极好的补益功效。而且准妈咪每天吃一个苹果能够缓解妊娠反应，同时苹果中的锌能够增强宝宝的记忆力，是你和肚子里面的小宝宝每日不可或缺的优质水果。

另外，中医讲究以形补形，五色配五行，五行配五脏，其中白色对应的是肺，肺其华在皮，因此对肺有进补作用的食物，对肤色变白也有益。多吃鲜嫩的白色天然食物，比如大米、白面、白菜、山药、冬瓜、嫩藕、梨、桃等，宝宝的皮肤也会白一些。

除此之外，牛奶、核桃奶或豆浆等不仅对胎宝宝大脑发育有不言而喻的好处，更重要的是这些食物也能使宝宝一生下来就又白又水灵。等宝宝生下来以后，也要坚持喝奶，对保持宝宝白嫩的肌肤也是有好处的。

★ 告别粗糙的肤质

如果你还担心自己的皮肤粗糙也会遗传给宝宝的话，那么怀孕以后就要经常食用富含维生素A的食物，因为维生素A对皮肤有保护作用，使宝宝出生后拥有一身细腻柔滑的皮肤。维生素A存在于动物的肝脏、蛋黄、牛奶、香蕉、南瓜、芹菜、红薯以及绿色蔬菜、水果、干果和植物油等食物中。

准爸爸准妈咪们肯定不希望自己的宝宝会先天畸形。先天畸形的宝宝无论是在日常生活还是在智力方面，都会给宝宝自身和父母带来很多的不便，而且还会给家庭带来沉重的负担。究竟是什么造成了宝宝先天畸形呢，你又该如何避免呢？

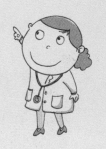

导致宝宝先天畸形的三大原因

如果准妈咪在经历了辛苦的十月怀胎、一朝分娩之后，生出了有缺陷的先天性畸形宝宝，无论这种畸形是以躯干四肢形态异常为主，还是因代谢功能紊乱所致的先天智能低下，这对妈咪与整个家庭来说，都是一个沉重的打击。

在人类缺乏科学知识的古代，畸形儿被称为"怪胎"。到了19世纪，人们发现遗传因素会导致怪胎的出生。直到20世纪40年代，经过科学研究发现，准妈咪如果在孕期感染了某些病毒，那么新生宝宝也会出现各种各样的先天畸形。这时，人们才意识到环境因素也是引发宝宝先天畸形的元凶之一。

在导致先天畸形的原因中，遗传因素占25%，环境因素占10%，而这两种因素相互作用以及其他一些不明原因占剩下的65%。看到这样的数据，你是不是感到莫名的紧张与不安？导致宝宝畸形的具体原因是什么呢？了解了宝宝畸形的原因后又该如何预防呢？正所谓知己知彼，百战不殆，就让我们来了解一下造成先天性畸形的三大原因，再信心十足地打败它吧！

⭐ 遗传因素

遗传因素造成的先天畸形主要包括两个方面：染色体畸变和基因突变。前者是指染色体数目的变化或染色体结构出现异常。染色体本来是成双成对的，如果数量减少，就会造成宝宝先天畸形，常见的是单倍型。常染色体的单倍型胚胎是无法成活的，而性染色体的单倍型胚胎的成活概率只有3%，而且还有畸形，比如先天性卵巢发育不良，也叫特纳综合征。

染色体的数量增多也会造成先天畸形，常见的是三型体，比如先天愚型，就是由21号染色体引起的。染色体结构发生变化，也会造成宝宝畸形，比如5号染色体末端有断裂，从而导致"猫叫综合征"。

基因突变除了会引起少数畸形外，还会导致像软骨营养障碍、多囊肾、多指（趾）等，另外还会造成宝宝先天智力低下。

这些统统都是导致胎儿畸形的原因。另外，有些缺陷是与性别有关的。如幽门梗阻，如果妈咪患有这种病，那么其下一代患此病的概率为20%，而爸爸患这种病时，其下一代的患病危险性为5%，可见妈咪致畸危险的概率明显高于爸爸。

⭐ 环境因素

造成先天畸形的环境因素被称为致畸因子，影响胚胎发育的环境包括孕妈咪周围的外环境、孕妈咪的内环境和胚胎周围的微环境。外环境的致畸因子，有的可以通过改变外环境和微环境而直接作用于胎宝宝，而有的是间接作用于胎宝宝。环境致畸因子主要包括生物、物理、化学、药物、毒品等环境中可接触的多种物质。

目前来看，物理的致畸因子包括放射线、机械性压迫以及损伤、高温等。工业中的"三废"、农药、食品添加剂和各种防腐剂中的化学成分，比如多环芳香碳氢、亚硝基、烷基等化合物，以及农药和重金属物质，都有致畸作用。20世纪60年代，西方有一种镇静剂叫"反应停"，它能够引起宝宝躯体畸形，这就是化学药品致畸的实例。环境因素造成畸胎宝宝与其剂量效应、临界作用以及个人的敏感度、吸收、代谢、胎盘转运状态、接触程度等都有关系。

★ 其他致畸因子

其他的致畸因子还包括酗酒、过量吸烟、缺氧以及营养不良等。宫内感染也要引起准妈咪的重视。宫内感染大多为病毒感染，由于胎盘的保护作用，通常情况下，一些分子量大的物质无法通过胎盘，而一些小分子的病毒及部分寄生虫就会经过胎盘感染到胎宝宝。如果你在怀孕期间感染了某种致病微生物，并通过胎盘传播给胎宝宝，那么就可能导致胎宝宝畸形。研究显示，能对人类胚胎致畸的病毒包括：风疹病毒、单纯疱疹病毒、乙肝病毒和巨细胞病毒以及弓形体、梅毒螺旋体。艾滋病对胎宝宝的危害更是不容小觑。

了解了三大致畸原因后，再来了解一下胎宝宝发育的各个阶段吧。胎宝宝的发育分为胚细胞阶段、胚胎阶段及胎儿阶段这三个阶段。由于每个阶段对造成致畸因素作用的敏感度不同，结果也有很大差异。

相对而言，胚细胞阶段的敏感度较强，致畸因素作用后可使其死亡、流产；而胚胎阶段的敏感性最强，致畸因素作用后会引起宝宝的身体结构发生不良变化；而到了最后的胎儿阶段，致畸因素作用后仅出现细胞生长异常或死亡的现象，很少发生胎儿结构畸形。因此，在胎宝宝的不同发育阶段，注重的地方应有所侧重。

对于有不良环境接触史或畸形家族史的高危人群，准爸爸准妈咪应自觉严格地进行产前筛查。随着现代医学的发展，目前的诊断技术和方法能够及时、准确、快速地进行检测，而且安全、无创伤，并能得出准确的诊断。让医生查明导致胎宝宝畸形的原因，然后对症下药。

想要生出健康优秀的宝宝，未来的爸爸妈咪们在平时的生活中就要注意各个方面，以避免各种因素对未来的宝宝造成的潜在威胁。

如果能够亲自孕育一个神童，对妈咪来说该是多么值得自豪与欣慰的事啊！可是神童真的可以通过求医问药，或者神奇的胎教就可以获得吗？

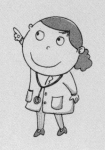

走出孕育神童的误区

现在因为大多数夫妻只能生育一个宝宝，数量上的限制使人们开始追求质量上的飞跃——孕育神童。你肯定也希望自己的宝宝能成为神童，其实有这种期盼很正常。但是，有些准爸爸妈咪们为此不惜花费精力和财力去寻觅各种良法妙策，可有时却因为缺乏优生优育等方面的常识而误入"歧途"无法自拔。结果可想而知，不但没能迎来一个身体健康、头脑聪慧的神童，反而造成宝宝的先天不足甚至发育迟缓，到时只怕是悔之晚矣。

准妈咪们赶快来了解一下孕育"神童"的几个主要误区吧。

★ 你的情绪健康吗

婚后几年肚子仍没有动静的你，是不是每当看到别人的宝宝时，心中都会涌起羡慕之情，同时还会有种心酸的感觉，觉得老天对自己太不公平。在这种矛盾心态的支配下，夫妻两人便开始四处求医问药。两个人终日在忐忑不安、焦虑急切的心情中，盼望神童的早日降临。其实你一定也质疑过这种做法，乱服药不仅容易产生副作用，紧张、焦躁的情绪也会降低你们的受孕概率。古代医学中就有这样的观点：妇女的情绪与怀孕的概率有着千丝万缕的联系。

当你和老公因为工作压力而导致精神过度紧张，或者由于盼子心切而产生焦躁不安的情绪，都有可能引发不孕症。精神状态是否尚佳，不仅决定了有无性欲，还直接影响男性精子的质量。不少老公因精神因素的影响而导致阳痿、早泄或没"性"趣，以致无交合而造成不孕不育。女方也会因心情不好、情绪低落而造成性欲低下，影响排卵的功能，还可能会造成阴道酸性较高，不利于精子成活而影响受孕。相反，保持愉悦的心情、舒畅的情绪，以及充沛的精力，才会使你们更容易受孕，说不定还会有个神童宝宝呢！

★ 你的妊娠年龄合适吗？

为了避免当高龄产妇，现在越来越多的人会把生育问题提上日程，计划毕业就结婚，结婚就生子。于是，我们经常会看到20多岁的年轻妈咪。关于怀孕的最佳年龄，经过长期研究，现代医学已经得出了论证：年龄过大的妈咪，固然容易引发难产、流产、早产或胎宝宝发育不良的种种情况；而年龄过小的妈咪身体的各个组织器官还没有发育成熟，承受压力的心理素质和生活能力也不是很好，如果在这个年龄段生宝宝，不仅会对妈咪的身体发育产生不良影响，而且还不利于产后宝宝的抚养，宝宝的先天性发病率也会增加。

专家们认为，25～29岁这个年龄段的女性，身体发育已经成熟，而且卵巢生殖及内分泌的功能都很旺盛，承担压力的素质及生活自理能力也较强，此时受孕，最利于胎宝宝的生长发育和产后宝宝的抚养，是妊娠的最佳时机。

★ 你会胎教吗

近年来，由于科学知识的普及和人们文化素质的提高，再加上大多数育龄人群都是大学毕业的80后，所以，他们大多都明白胎教对于优质宝宝的重要性。然而，有很多准妈咪以为胎教就是听音乐，这种认识是非常狭隘的。其实，胎教主要指的是优美的环境和积极向上的乐观情绪。

受激素作用的影响，很多准妈咪的情绪都不稳定，非常容易波动，常常因为一点小事儿大发雷霆，或是郁郁寡欢，还会时常担心胎宝宝的发育以及日后的分娩是否顺利，这些不良的心态都是不好的胎教。如果准妈咪的情绪不佳、心情紧张，那么无论听多么美妙动听的旋律也不会获得胎教的理想效果。为了给实施胎教创造一个良好的氛围，准妈咪自己应多参加一些有益于身心健康的文娱活动，保持愉悦的心情，遇到不利的外界因素，要学会自我调节，保持舒畅的心情。

优生优育不仅关系到每个家庭的幸福，而且关系到全国的人口质量，每对夫妻都渴盼自己的宝宝是一个聪明、漂亮、健康、可爱的神童，为此，你需要为自己的受孕创造出一个天时、地利、人和的优越条件，一旦走进误区，只会事倍功半，得不偿失。

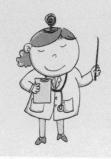

每次见到亲朋好友家的宝宝，你是否都会觉得他们和自己的爸爸妈咪有很多的相似之处，从身材高矮到体形胖瘦，从眼睛大小到肤色深浅……宝宝的五官到底有着怎样你所不了解的秘密呢？

宝宝五官基因的小密码

宝宝出生后，你会惊奇地发现，原来他和自己有那么多相似之处，比如身高、体型、肤色等。爸爸妈咪的遗传基因如同快乐的小密码，是会留在宝宝的身体和以后的成长之中的。而最直接，也是最明显的遗传莫过于宝宝的五官特征了。

★ 眼睛

形状

夫妻双方的眼睛形状对宝宝的影响是非常明显的。对于宝宝而言，眼睛的形状和大小是遗传自爸爸和妈咪的。因为大眼睛相对小眼睛而言是显性遗传基因，所以只要你和老公两个人中有一个是大眼睛，那么你们孕育的宝宝诞生后，出现大眼睛的概率就会非常高。

双眼皮

与大眼睛一样，双眼皮也属于显性遗传，所以相比单眼皮的隐性遗传而言，双眼皮的表现性征也更容易在宝宝身上体现出来。一般来讲，父母如果有单眼皮也有双眼皮，所生的宝宝极有可能是双眼皮。有的宝宝刚生下来的时候是单眼皮，但在成长的过程中会变成双眼皮。如果父母双方都是单眼皮，则宝宝一般也应该是单眼皮。

眼球颜色

在眼球颜色的体现上，黑色、褐色、棕色等深颜色相对于蓝色、黄色等浅颜色而言属于显性遗传。也就是说，如果你喜欢蓝颜色的眼球，而选择了一个蓝眼球人做了爱人，但因为你的眼球是黑色的，所以你们所生的宝宝的眼球一般不会是蓝色。

睫毛

长睫毛也是显性遗传的。你和老公之间只要有一个人拥有美丽动人的长睫毛，宝宝遗传长睫毛的概率就非常高。

⭐ 鼻子

通常情况下，鼻子大、鼻梁高而鼻孔宽是显性遗传。如果你们夫妻二人有一个拥有高挺的鼻梁，就会将这种显性特征遗传给宝宝。另外，鼻子的遗传基因是有"潜伏期"的，它会持续到宝宝成年时。也就是说，如果你的宝宝在小时候是个矮鼻子的人，那么长大后还会有变成高鼻子的可能呢。

⭐ 嘴唇

父母如果有嘴唇厚的特征也是比较容易遗传给宝宝的，因为使上嘴唇变薄和使下嘴唇增厚的遗传因子都属于显性。如果妈咪或爸爸的某一方具备了这些特征，那通常就会以50%的比例遗传给宝宝。

⭐ 耳朵

耳朵的形状和大小也会遗传给宝宝的。而且相对于小耳朵而言，大耳朵是显性遗传。所以，你们夫妻二人如果有一个是大耳朵，那么宝宝就极有可能也长着一对大耳朵。

⭐ 下腭

下腭是绝对的显性遗传，夫妻双方的任何一人有突出的大下巴，宝宝十有八九会被遗传到相似的下巴，这种性征表现得非常明显。

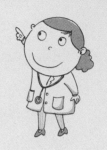

想要生个健康聪明的宝宝，需要夫妻二人齐上阵。准爸爸的五项硬指标，项项都是硬中之硬，你敢说你都达标了吗？准爸爸们，速速来围观啊！

准爸爸的五项硬指标

如今，男女都平等，生宝宝自然不仅仅是妈咪的义务，爸爸也要承担相当一部分的责任。要想生育一个健康聪明的宝宝，单方面的努力是不够的，因为优生优育只有在夫妻双方的共同努力下，才会发挥出最大的效力，从而获得最佳效果。要想做一个合格的准爸爸，看看以下5项关于爸爸的硬指标都达标了吗？

★ 硬指标一：年龄

现代医学认为，人类的最佳生育年龄在25～30岁之间。从生理角度看，虽然男性到了18岁就已经发育完全，有孕育的能力，但这显然并不是最合适的生育年龄，因为心理方面的发育还并不完善。年龄长的男性固然心理比较成熟，但这并不意味着年龄越大生宝宝越好。因为40岁以后男性的身体就开始走下坡路了，另外多年的饮食也会使身体内的污染堆积很多，因此在这个年龄段孕育下一代的话，其患病的概率会明显增高。由此可见，在适当的年龄做爸爸是男性的第一个硬性指标。

⭐ 硬指标二：饮食

医生与专家都强调，除了因患某种疾病而需要特别忌口外，正常人的最佳饮食原则是不偏食、不挑食，荤素搭配，什么都要吃，但是什么都要适可而止，而不是爱吃的就多吃，不爱吃的就一口也不吃。否则，会使你的身体缺乏某种营养素，不利于宝宝的健康。

与西方"以快餐和肉类为主"的饮食习惯相比，东方人尤其是我们中国人的这种"以五谷杂粮为主"的传统饮食结构则更适合身体的需求，也是更健康的饮食方式。大鱼大肉这类酸性食物吃多了对人体是没有好处的，过量食用还容易诱发前列腺炎等疾病。

美国科学家曾经做过一个这样的实验：他们对十几名40岁以上男性的前列腺进行了解剖，结果发现里面或多或少都有癌细胞的存在。可见"以肉为主"的饮食习惯是多么的可怕。如果你的老公属于"无肉不欢型"的准爸爸，为了下一代和他的身体健康，还是提醒他努力地克制一下对肉食的追求吧！

适当地多吃些瘦肉和新鲜瓜果蔬菜，不但对于生育能力差、少精的男性有益处，对力求优生优育的准爸爸来说，也是需要达到的一项硬指标。因为瘦肉和瓜果蔬菜中富含的维生素C、维生素A、维生素E都可以提高男性精子的活力和质量，在孕育优质宝宝上可以助你一臂之力。

⭐ 硬指标三：运动

在计划生育的一段时期，准爸爸需要经常保持适当的运动量，工作和生活要劳逸结合。运动时间可根据个人的时间和身体状况灵活安排，一般情况下，每周做3次以上的运动，每次做30分钟以上是最佳的运动量。另外，在日常生活中，要多晒太阳、多呼吸新鲜空气、多参加健康的集体活动，并保持乐观向上的心态，这样有利于男性内分泌的协调。准爸爸们在这段时间千万不能做宅男，要做回头率百分百的型男哦！

⭐ 硬指标四：情调

"精、气、神"乃人体"三宝"，它们之间相辅相成，缺一不可。"神"是人身体状况的外在表现，一个人的精神状态如何，对孕育下一代有着直接的影响。因此，中医认为，要想胚胎质量好，就要注重调情致，也就是让自己拥有豁达、开朗的心胸，学会自我排解各种不良的情绪与各方面的压力，这是优生优育非常重要的一个方面。准爸爸们不要小觑了这项硬指标啊。

⭐ 硬指标五：守规律

在备孕的前半年内，准爸爸就应该做到戒烟、戒酒，改掉熬夜以及其他不良的生活嗜好与习惯，从而保证自己身体状况与精神状况保持在最佳状态。

另外，对于夫妻生活要顺其自然，要懂得把握分寸，没有或太过都不利于身体健康。尤其不要为了追求所谓"高质量"的夫妻生活而随便相信那些小广告，乱用补药。如果你们在性生活方面确实存在某种问题，也要去正规医院就诊，在专科医师的指导下服用药物。

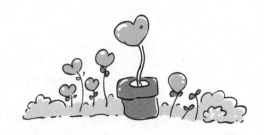

第二章

怀孕警报区——生？请找准怀孕黄金时期

怀孕，他准备好了吗

最好绕开"雷池"再备孕

备孕：对三类生活环境说NO

当心三种"潮"生活妨碍生育

想要马上怀孕必须抓住的N个关键

仓促"上马"对胎宝宝健康不利

不宜"造人"的黑色时间

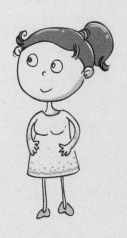

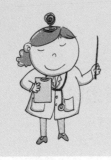

如今，男性生育问题越来越受到重视。由于男性在备孕时没有注意生活与工作环境、生活方式等等，从而造成宝宝流产、畸形等的案例屡见不鲜。那么如果打算孕育宝宝，准爸爸要做怎样的准备呢？

怀孕，他准备好了吗

生一个健康的宝宝是每个家庭的期望，但是您知道吗？在生育问题上，我们不单单要关注准妈咪的健康问题，准爸爸的健康问题也是不容忽视的。精王子与卵公主的结合是孕育小生命的必需前提，而宝宝是否健康又取决于精王子与卵公主的优良与否。所以准妈咪与准爸爸在受孕前一定要保持良好的心态及健康的身体。我们在这里特别要提到的是，在生宝宝之前的很长一段时间里，准爸爸的表现好坏，对宝宝的健康有非常大的影响。如果你打算怀孕，你那亲爱的他准备好了吗？

⭐ 纠正生活习惯

准妈咪们要注意，计划生宝宝前，一定要让准爸爸保持身体健康，精神上也必须保持良好的状态。但是，当今社会，业余生活很丰富，很多准爸爸的生活习惯不能达到良好标准。熬夜会使人体的免疫力降低，所以一定要让准爸爸尽量减少夜生活，让生物钟达到一个正常的水平。

很多准爸爸都有吸烟史，但是您知道吗？吸烟除了会对身体造成伤害外，还会影响生育。如果你已经怀孕，被动吸烟会使胎宝宝发育不正常。

吸烟影响性功能

吸烟被称为有害健康的"现代瘟疫"。吸烟不仅严重地影响着人们的健康，还会影响准爸爸的性功能。

我们都知道，烟草中的主要有毒成分是尼古丁，这种物质对人体神经系统有刺激作用，最可怕的是尼古丁同时具有降低性激素分泌和杀伤精子的作用。准爸爸吸入体内的烟，会先促使准爸爸的神经系统兴奋，然后又会抑制神经中枢，反复如此，最后导致神经麻痹，而抑制中枢神经的结果就是：大大影响了准爸爸性兴奋的传导，从而使准爸爸发生阳痿。

吸烟影响精子的质量，导致胎儿畸形

吸烟对人体的健康有百害而无一利。它除了影响准爸爸的性功能外，还严重影响精子的质量。研究表明，在吸烟者的尿液中发现了与香烟烟雾浓缩物中一样的物质。这种物质能诱发细胞畸变，并且阻碍淋巴合成脱氧核糖，从而导致吸烟者的末梢淋巴细胞染色体易位，使精子质量下降。如果这个时候精子与卵子相结合，那么受孕后很可能会出现畸形宝宝或是造成准妈咪早期流产。

经过实验证明，如果准爸爸每天吸烟超过30支，会大大增高精子的畸形率，而精子的存活率也会下降60%。医学家做过这样一个实验：选择41名男性，检测他们的精液质量。结果表明，在其他条件基本相同的情况下，不吸烟者的精液质量要远远高于吸烟者。而且实验也证明了吸烟的时间越长，精子畸形的发生率就越高，同时吸烟还会降低精子活力，大大影响了精子的质量。

酒精不仅乱性还会乱精。大量饮酒会对男性的生殖系统造成伤害，使精子数量下降、活力减退，这样受孕很可能使胎宝宝发育不正常，容易导致流产、畸形儿或是低智儿。即使宝宝正常，也可能体质偏弱，喂养困难。

酒精让生育能力下降

现在社会发展越来越快，人们的应酬也越来越多，喝酒很难避免。但是，酗酒不仅伤害准爸爸的身体，也会降低准爸爸的"能力"，更可怕的是会导致准爸爸不育。这是为什么呢？

姐妹们都知道，想要生宝宝，精子与卵子结合是必需的前提。在精子与卵子结合的这个过程中，精子必须释放出一种叫作顶体酶的物质，用来溶解卵子的外膜，这样才能与卵子相结合。而酒精会使准爸爸体内的雄性激素含量大大降低，并导致雌激素蓄积，影响顶体酶的释放。当准爸爸体内的雌激素水平偏高时，则会促使精子提前释放顶体酶。这样一来，当卵子与精子真正相遇时，精子却不能正常地释放顶体酶了，从而导致精子与卵子不能正常结合，致使不孕症的发生。

酒精导致宝宝低能

为什么酒精容易引起宝宝低能呢？你可能被这个问题吓了一跳，但是经过研究表明，这个问题是真实存在的。当准妈咪与准爸爸大量饮酒后，酒精会很快被吸收进入血液循环，酒精会对全身的各个系统造成或多或少的危害。而精子与卵子对酒精的刺激特别敏感。当精子与卵子遇到酒精的"袭击"后，其生长与发育就很容易变得不正常。这种情况下孕育的宝宝，很可能出现智力低下、痴呆等症状，给家庭带来严重的打击。

酒精引起宝宝畸形

结婚后的夫妻双方，一方或是双方经常饮酒，严重地影响了精子或卵子的正常生长发育，很可能导致精子或卵子畸形的发生。

如果这种畸形的精子和卵子相结合，使准妈咪体内一开始诞生的胚胎就变异，这样很容易导致产前流产或是宝宝发育畸形。

如果一开始诞生的宝宝正常，但是在怀孕期间准妈咪由于馋嘴饮酒，酒精就会通过胎盘进入胎宝宝血液，造成胎宝宝发育不良、中枢神经系统发育异常、智力低下、畸形等。

戒掉烟酒后多久受孕比较好

前面讲了这么多，姐妹们一定已经明白喝酒、吸烟是优生优育的大敌了，因此，为了宝宝的健康，在孕育宝宝前一定要和老公一起戒烟戒酒。

刚刚戒掉烟酒后烟酒的毒素仍然在体内蓄存，依然对精子和卵子有影响，所以最好不要马上要宝宝。你可能会问，戒掉烟酒后多久要宝宝比较好呢？

准妈咪们都知道，想要受孕，需等到被伤害的卵细胞被排除或是被吸收，新的健康的卵细胞成熟后才可以。酒精一般只需要2～3天便可以通过代谢排出体外，但是一个卵细胞最少要在体内停留14天以上。

我们再来看看精子是怎么生成的。睾丸的曲细精管是精子的第一站，精子在这里产生，大约需要74天的时间。接下来精子搬家来到了它的第二站"附睾"，它在这里成熟，需要16天的时间。所以，从精子生成到成熟，最少需要90天的时间。这样算来，我们彻底戒烟、戒酒3个月后才能产生出健康的精子。

此外，还有一点不能忽略，那就是烟酒的毒素短期内不能完全排出体外。所以，想生一个健康、聪明的宝宝，戒烟戒酒后至少1年以上再要宝宝比较好。

所以，姐妹们如果打算生小宝宝，那一定要让老公做好备孕工作，保持良好的生活、饮食习惯，为宝宝的健康打下良好的基础。

⭐ 排除身体疾患

绿色食品的减少，环境的恶化导致近年来男性不育症的发病率连年上升。一些准爸爸的精子和数量出现了问题，致使胎宝宝流产、畸形、成为低能儿等。所以在打算生宝宝前，不仅是准妈咪，准爸爸也要到医院做一个详细的身体检查，看看精子状况以及身体是否存在某些疾病，以免影响优生。

姐妹们不要担心，只要积极地治疗，准爸爸精子活力偏低以及数量减少的问题都是可以大大改善的。有效的治疗将会极大减少因为精子的质量问题而导致的流产现象。

总之，及时到医院检查就诊，积极配合医生治疗，就一定能够生一个健康、可爱的宝宝。

⭐ 保持良好的情绪

保持良好的情绪也是非常关键的，如果经常忧郁、烦恼、脾气暴躁，会使准爸爸们的大脑皮质功能紊乱，从而造成内分泌功能、神经系统、生精功能及性功能的不稳定，使精子的产量和质量下降。如果这个时候受孕，很可能导致胎宝宝发育停止而流产或是出现畸形与低能。

⭐ 远离有害环境

不良的环境会影响男性的生育。研究显示，汞、锡、镍、铅、钴、苯等元素对男性生育能力都会有不良影响。在备孕时，你一定要提醒准爸爸避免接触农药、除草剂等。如果不小心接触了怎么办呢？这个时候只能遗憾地告诉您，必须保证在70天内不受孕。农药可能使精子发生异常，导致流产、死胎或低能儿。同时也要注意，放射线、电磁波、同位素等都会影响准爸爸的生育能力，如果长期处在含有这些因素的环境中，会导致胎宝宝早期流产、畸形或是低能。

所以，在打算生育的时候，准妈咪一定要提醒老公暂时远离以上环境，如果因为工作原因实在没办法离开的，则要按照规章操作，提高自我保健意识。如果在没有保护的状态下有了宝宝，就要特别注意孕期检查，一旦发现异常，要及时采取措施。

另外，像计算机、电视、手机、微波炉等长期使用也会减少精子的数量，严重的还会引起精子畸形。

⭐ 三思而后用药

很多人都知道，在打算怀孕时，妈咪们不能乱用药，以免对胎宝宝造成不良影响。可是您知道吗？这个时候准爸爸也不能乱用药。经研究表明，很多药物会影响准爸爸的生殖功能和精子质量。如抗癌药、抗组织胺药、吗啡、咖啡因、类固醇、利尿药物等，这些药物很容易导致宝宝缺陷、新生宝宝发育迟缓等情况的发生。

有人说，生育前准爸爸要补一些中药，这样会好一点，这种说法是错误的。如果准爸爸真的需要药物调理身体，最好先咨询医生，在医生的指导下用药。

☆ 科学饮食很重要

精子是精液的主要成分，提高精液的质量，就要求准爸爸们不要偏食。精子的主要成分是蛋白质、钙、锌等矿物质、精氨酸、多种维生素等。如果偏食，会影响到精子产生的质量和数量。

要保证充足的优质蛋白质

精子的重要生成材料就包括蛋白质。蛋白质有益于调节准爸爸的内分泌机能，从而提高精子的质量以及生成量，是准爸爸的必需品。

新鲜肉类、豆类、蛋类都含有丰富的蛋白质。新鲜肉类含蛋白质15%～22%，营养价值优于植物蛋白，是蛋白质的主要来源。豆类也含有丰富的蛋白质，特别是大豆含蛋白质高达36%～40%，是植物蛋白质中非常好的食物来源。鸡蛋含蛋白质13.3%。谷类蛋白质含量不算高（含蛋白质10%左右），但由于是我国居民的主食，所以仍是膳食蛋白质的主要来源。但是一定要注意，如果蛋白质补充太多的话，很可能破坏准爸爸身体内的营养均衡，导致其他必需物质摄入不足，这样对准爸爸的身体也是不利的。所以，在补充营养物质时，一定要提醒准爸爸要注意均衡、适量。中国营养学会建议成年男性轻体力活动者每日应摄入蛋白质75克，中体力活动者为80克，重体力活动者为90克。

一些日常食物中蛋白质的含量（以可食部计算）

食物名称	蛋白质含量（%）	食物名称	蛋白质含量（%）	食物名称	蛋白质含量（%）
粮食类					
小麦富强粉	10.3	挂面	10.3	猪肉（肥瘦）	13.2
荞麦	9.3	饼干	9.0	小米	9.0
面包	8.3	玉米面	8.1	稻米	7.4
切面	7.3	糯米	7.3	馒头	7.0
花卷	6.4	米饭	2.6		
豆类					
腐竹（干）	44.6	大豆	35.0	绿豆	21.6
蚕豆	21.6	豆腐卷	17.9	素鸡	16.5
豆腐干	16.2	豆腐	8.1	内酯豆腐	5.0
畜肉类					
牛肉干	45.6	猪蹄	22.6	猪肉（瘦）	20.3
猪肉（肥）	2.4	牛肉（肥瘦）	19.9	羊肝	17.9
兔肉	19.7	羊肉（肥瘦）	19.0	牛肚	14.5
猪肉（肥瘦）	13.2	猪血	12.2	羊血	6.8
禽类					
火鸡腿	20.0	鹅（整只）	19.9	鸭（整只）	19.7
鸡胸脯肉	19.4	鸡（整只）	19.3	鸡翅	17.4
鸡肝	16.6	鸡腿	16.0		
海鲜类					
海参（干）	50.2	对虾	18.6	基围虾	18.2
鱿鱼（鲜）	17.4	海蟹	13.8	鲍鱼	12.6
扇贝（鲜）	11.2	海参（水发）	6.0	海蜇皮	3.7
鱼类					
鲅鱼	21.2	比目鱼	20.8	鳗鱼	18.6
鲳鱼	18.5	泥鳅	17.9	鲢鱼	17.6
带鱼	17.7	黄花鱼	17.7	鲤鱼	17.6
草鱼	16.6				
蛋类					
鸡蛋	13.3	鸭蛋	12.6		
奶类					
奶酪	25.7	牛奶	3.0	酸奶	2.5
坚果类					
西瓜子（炒）	32.7	葵花子（炒）	22.6	花生（炒）	21.7
大杏仁	19.9	白芝麻	18.4	腰果	17.3
核桃	14.9				

注：数据引自《中国食物成分表2002》（中国疾病预防控制中心营养与食品安全所编制，北京大学医学出版社），想查询更多食物的蛋白质含量请参阅此书。

合理补充矿物质

我们知道宝宝不能缺锌。但是您知道吗？准备孕育宝宝的准爸爸更不能缺锌哦。准爸爸如果体内缺锌会引起生殖功能减退，而且还会使精子数量减少，从而影响生育。中国营养学会建议成年男性锌的摄入量为15.5毫克/日，可耐受最高摄入量为45毫克/日。但补锌要适当，若长期大量（100毫克/日）补充锌制剂可引发慢性疾病，比如贫血、免疫功能下降等。所以，你要注意提醒准爸爸适量地补充锌。还有一点要提醒姐妹们，除了补充锌外，还要注意让准爸爸补充硒等元素，它不仅可以健全生殖功能，还可以提高精子的活动力。否则，缺硒会使精子的活动力下降，从而影响生育。

所以，准妈咪们一定要注意帮准爸爸补充身体内的矿物质及微量元素。含锌较高的食物有贝壳类海产品、虾、动物内脏、谷类胚芽、芝麻等；含硒较高的食物有海带、墨鱼、虾、紫菜等。

部分日常食物每100克可食部分含锌量（毫克）

名称	含量	名称	含量	食物名称	含量
乌鱼蛋	71.20	沙鸡	10.60	口蘑、白蘑	9.04
海蛎肉	47.05	冻山羊肉	10.42	牛前腱肉	7.61
小麦胚粉	23.40	螺蛳	10.27	南瓜子（炒）	7.12
小核桃（熟）	12.59	牡蛎肉	10.02	鸭肝	6.71
鲜扇贝	11.69	腊羊肉	9.95	瘦羊肉	6.06
鲜赤贝	11.58	火鸡腿	9.26	猪肝	5.78

注：数据引自《中国食物成分表2002》。

不可小看水果、蔬菜

我们都知道，水果、蔬菜含有丰富的维生素，对身体非常有好处。它还有一项非常重要的功能就是能够提高精子的质量。举个例子，维生素E及维生素A

不仅可以提高精子的活力，还可以减缓性功能的衰退。准爸爸缺乏维生素，会影响精子活力，对精子的生成也会有不良的影响，严重的甚至导致不育。

适量脂肪不可少

减肥是个很热门的话题，但是过于消瘦会影响生育。性激素主要是由脂肪中的胆固醇转化而来的，脂肪中还含有精子生成所需要的必需脂肪酸。如果缺乏足够的脂肪，不但会影响精子的生成，还可能导致性欲下降，影响生育。

所以在日常生活中要多吃一些肉类、鱼类、禽蛋等含胆固醇比较多的食物。但是提醒准妈咪们，尽量让准爸爸们少吃猪肉，可以选择吃一些鱼类、禽类食物，特别是深海鱼，深海鱼中含有大量参与激素产生和平衡的人体必需脂肪酸，对于准爸爸的生殖健康非常有益。

部分食物脂肪含量（克/100克）

食物名称	含量	食物名称	含量	食物名称	含量
猪肉（肥）	90.4	猪肉（脖子）	60.5	猪肉（肋条肉）	59.0
核桃	58.8	松子（炒）	58.5	葵花子（炒）	52.8
南瓜子仁	48.1	花生（炒）	48.0	西瓜子仁	45.9
鸭（北京填鸭）	41.3	猪肉（肥瘦）	37.0	猪肉（奶脯）	35.3
猪肉（后臀尖）	30.8	鸡蛋黄	28.2	猪肉（后蹄膀）	28.0
山羊肉（冻）	24.5	猪蹄爪尖	20.0	鸭	19.7
猪大肠	18.7	鸭蛋	18.0	羊肉（肥瘦）	14.1
牛肉（肥瘦）	13.4	鸡	13.0	鸡蛋	11.1
大马哈鱼	8.6	猪肉（里脊）	7.9	鳊鱼	6.3
猪肉（瘦）	6.2	草鱼	5.2	海鳗	5.0
带鱼	4.9	鲤鱼	4.1	牛肝、羊肉（瘦）	3.9
猪肝	3.5	鲅鱼	3.1	大黄鱼	2.5

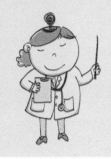

生育一个宝宝是一件重大的事情，在不合适的情况下无计划地生育是很不负责任的行为。每一位准妈咪与准爸爸都要为孕育一个健康、聪明的宝宝而努力准备。那么我们如何绕开怀孕的"雷池"，生一个健康宝宝呢？

最好绕开"雷池"再备孕

所有父母都希望自己的宝宝健康、可爱、聪明，但是健康、可爱、聪明的宝宝不是一下子就降临人间的，这需要妈咪、爸爸付出艰辛的努力，并且从孕前就要做好准备。但是很多妈咪和爸爸因为不了解情况，备孕时不注意，给宝宝造成了严重影响。大家是否了解受孕的"雷池"？下面，我们就一起来学习如何绕开"雷池"再备孕！

★ 雷池一：使用避孕药时受孕

服用避孕药失败，导致意外怀孕，这样的例子不在少数，其中也有很大一部分准妈咪、准爸爸决定把宝宝生下来。但是你可能不知道，不管是服用避孕药物或是外用避孕膜，都会对受精卵产生强烈的刺激。根据资料显示，女性服用避孕药避孕失败所生下的宝宝先天性畸形的概率非常高，而且与正常受孕的宝宝相比，生长发育的速度都要慢很多。

所以你如果不小心在服避孕药时意外"中彩"了，我们建议你一定要及早到医院检查，听取医生的建议，这样才是对你自身和整个家庭都好的万全之策。

⭐ 雷池二：停服避孕药后不久受孕

很多准妈咪习惯药物避孕，却不了解如果想要生宝宝要及早停服避孕药物。如果在停服避孕药后很短的时间内受孕的话，胎宝宝很可能会出现畸形。这是为什么呢？

我们都知道口服避孕药是一种激素类药物，此类药物作用要比天然性激素强上很多倍。举个例子，一号避孕药中所含有的炔雌醇，对身体的生理作用是我们体内产生的己烯雌酚的10倍之多；而所含有的炔诺酮的作用，是体内产生的黄体酮的4～8倍。

还有一点一定要知道，口服避孕药经过肠道进入体内，会在肝脏代谢储存一段时间。如果停服避孕药时间过短便怀孕的话，避孕药还没有完全排出体外，会影响到胎宝宝的正常生长，很可能会导致胎宝宝畸形、智障，甚至会造成死胎、流产等。

所以避孕最好不要采取药物方法，如果采取药物方法，则一定不要在停药期过短时受孕。

准妈咪们在准备要宝宝前的6个月最好停服口服避孕药，让体内的残留避孕药物完全排出体外。没有药物一身轻，这样才能没有任何负担地孕育健康宝宝。

★ 雷池三：在旅游途中不小心受孕

还是二人世界的时候，夫妻双方在节假日时很充分地享受两人的自由时光，经常会安排一些外出旅游，一不小心在旅游途中怀孕也是很常见的。这时候很多准妈咪与准爸爸都会决定把宝宝生下来，但是他们却不了解，这种做法其实不太妥当。

原来在旅途中小两口的起居、饮食往往都没有规律，再加上饮食不注意营养的平衡，容易缺乏各种必需的微量元素。尤其是新婚夫妇，性生活比较频繁，体力消耗严重。在这样的情况下如果不小心受孕了，那么，以上的这些不利因素将很可能影响到受精卵的质量，对胎宝宝的生长发育不利。如果情况严重，则会导致流产。

所以在旅游途中，准妈咪与准爸爸要理智，为了生一个健健康康的宝宝，要暂时做好避孕措施，避免意外怀孕！

★ 雷池四：宫外孕后不久受孕

大家都知道宫外孕是十分危险的，但是如果及时发现，并采取有效的治疗措施，再次怀上胎宝宝是没有问题的。但是有些女性求子心切，往往在治愈后不久便又怀孕了，这种做法是十分危险的，因为此时输卵管可能还没有完全疏通。有资料显示，如果发生过一次宫外孕，那再次发生宫外孕或不孕的概率超过60%。

姐妹们一定要注意，如果你之前经历过宫外孕，那么，必须坚持避孕一段时间，待身体内各项机能恢复到正常状态再考虑怀孕。而且，在决定要宝宝之前，一定要到正规医院进行孕前各项检查，以排除再次发生宫外孕的一切可能。

⭐ 雷池五：剖宫产后不久受孕

现在医学越来越发达，越来越多的准妈咪选择剖宫产。一些妈咪在剖宫产后不久不小心再次怀孕，其实这样对身体健康很不利。因为剖宫产要比正常分娩失血量大很多，所以，分娩后身体更需要一段时间的健康恢复，尤其是内生殖器，例如子宫，更是需要一定时间的愈合调养。在这期间，任何不利于子宫愈合的因素都将严重影响子宫的正常功能。如果子宫没有完全愈合就再次怀孕很容易发生子宫穿孔甚至破裂，会对准妈咪造成不可估量的伤害。

前一次分娩为剖宫产的妈咪最好在产后两年以后再考虑怀孕。因为子宫需要有充分的自我恢复与人为调养时间。经过这两年左右的康复期，子宫会逐渐恢复到最佳状态，这样就降低了再次分娩的危险概率。

⭐ 雷池六：注射风疹疫苗不满3个月

很多准妈咪因为担心怀孕后不小心感染风疹病毒，导致胎宝宝发育畸形，所以在怀孕前会注射风疹疫苗。这个时候准妈咪们就要注意了，注射疫苗后3个月内不要受孕，以避免疫苗中的药性对胎宝宝造成不良的影响。

⭐ 雷池七：早产或流产后不久受孕

如果你之前有过早产或是流产的经历，一定要注意了，早产或流产后不久，体内的内分泌功能及生殖器官都处于不断恢复阶段，特别是那些做过刮宫手术的姐妹，如果这个时候不小心再次受孕了，由于此时身体不能为胎宝宝提供良好的生长发育环境，很可能发生流产或是影响胎宝宝的正常发育。

⭐ 雷池八：减少同房次数

有些夫妻认为，实施"造人"计划时应该减少同房的次数，这样才能让爸爸养精蓄锐、有的放矢，更容易造出优质宝宝。其实，同房的次数过少反而不利于"造人"。这是为什么呢？因为同房次数太少，精子就不得不在睾丸里待很长时间，这样精子就容易老化，活力下降，即使幸运地与卵子相遇并结合，所生下的宝宝质量也不会很高。

事实上，你们完全不用刻意回避同房次数，按照正常的生理需要，每周同房1～2次。如果想尽快怀上宝宝，最好在排卵期同房。

⭐ 雷池九：经期与丈夫同房

"大姨妈"（月经）到访时，平时紧闭的子宫颈口会微微张开，子宫内膜表面也会变得"伤痕累累"，出现很多小伤口。如果在这时候同房，细菌就非常容易从微张的子宫颈口入侵到你的子宫里，并进入小伤口，从而引起子宫内膜炎。而且同房还会阻碍"大姨妈"的流出，使子宫内膜的碎片随着"大姨妈"倒流进腹腔和输卵管内，从而引起子宫内膜异位症。

不仅如此，在"大姨妈"来的时候同房，精子容易在子宫内膜破损的地方与血细胞相遇，从而产生抗精子抗体，导致顽固性不孕。

所以，你要注意避免在"大姨妈"在的日子里与丈夫同房，否则一旦引起不孕，那就太得不偿失了。

备孕是每个准妈咪与准爸爸必须要做的功课，除了在饮食上要注意外，还必须要注意生活与工作环境。那么您知道哪些环境不适合我们备孕吗？

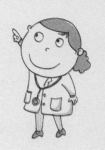

备孕：对三类生活环境说NO

⭐ 压力过大的工作环境

随着当今就业、工作压力的增大，很多女性长期处于紧张、焦虑或是抑郁的情绪中，越来越多地受到内分泌失调或月经紊乱等妇科疾病的困扰，严重影响了自己每月的正常排卵，从而大大降低了成功受孕的概率。提醒姐妹们，如果连续3个月或是更长时间出现月经不规律的现象，那么一定要及早去医院就诊检查，确认生殖系统是否出现问题。

即使已经成功受孕的准妈咪也不可掉以轻心。如果你每天还要面对大量超负荷工作的话，必然会对自身和胎宝宝产生非常不利的影响，甚至还可能增大流产的概率。因此，一旦你已经幸福地做了孕妈咪，应该及时学会自我缓解工作压力，释放紧张的情绪，放松心态，让自己的孕期在轻松的氛围中度过。

　　而对于男性来说，压力过大的工作环境对他们的影响更是不可小觑。当下，男性的健康问题往往被忽视了，有些人患有一些生殖系统疾病却还不知道。殊不知，男性工作压力大会直接影响到精液的质量，造成弱精症、少精症等。男性精子的异常直接关系着老婆的受孕问题。即使成功受孕，孕妈咪流产、早产、胎宝宝畸形等悲剧的发生概率也会大大增加。所以，缓解工作压力，释放情绪对于备孕期间的人们来说是十分关键的。

★ 长时间受辐射的生活环境

　　科学研究发现，还没有分化的细胞和正处于快速生长阶段的细胞，对辐射都特别敏感，所以，准妈咪们一定要特别注意，不要过多地接触辐射。特别是4个月以内的宝宝，其器官还没有发育完成，细胞正处于快速分化和生长阶段，如果受到辐射的影响，可能会导致胎儿畸形。而4个月以上的胎宝宝，虽然生长发育趋于稳定了，但接触到大量辐射的话，神经系统也可能受到影响。

　　我们身边最常见的电磁辐射来自于计算机、电视、电话、微波炉、X光放射线、电热毯等等很多电器用品，但是其中多数是我们生活离不开的。所以你要注意尽量减少与这些电器的接触。因此，如果你的工作性质要求你不得不面对电脑，那么在准备怀孕前一定要穿上防辐射服，并尽量减少接触电脑的机会，怀孕后在工作时要与电脑保持一定距离，并且工作一段时间应休息片刻。

　　在这里准妈咪和准爸爸们要记住，因为精子的形成周期为3个月，所以准爸爸们在准备造人的前3个月就要做好防辐射工作。准爸爸一定不要大意了！

★ 充斥化学、噪声污染的环境

对于计划要宝宝的家庭来说，备孕妈咪和爸爸都要避免长时间处于有害的环境中，这样对于优生优育是非常重要的。研究显示，如果备孕妈咪长期处于充斥有害物质的环境中，受孕后受精卵的品质就会受到影响，胎宝宝发育缺陷和流产的概率就会上升。因此，想要怀孕的姐妹们，一定要尽量远离有害的环境，尽量不要接触放射线、农药、汞、铅、杀虫剂等物质，当然，自身也最好不要吸烟、喝酒，这样才能最大限度地降低对胎宝宝的影响。

同时，也要提醒未来的准爸爸，由于睾丸非常敏感，如果长时间在不良的环境下工作和生活，会受到很大伤害。研究表明，砷、镍、钴、苯、铅、汞、镉、锡、砷等元素，对男同胞的生育能力影响很大。而且接触农药会严重地影响精子质量，导致精子异常，从而使受孕后出现流产、死胎及新生宝宝智力障碍等情况。

研究还表明，女性对甲醛、苯等化学物品特别敏感，如果你的工作环境在化工厂，那就一定要多多注意，否则，长期吸入化学气味，在怀孕后很容易导致流产，或是在怀孕的中后期胎宝宝出现畸形等问题。

所以，姐妹们一定要注意，在备孕期间，自己和老公必须远离化学物品及药剂，同时也尽量不要出入新装修的场所。

有些环境问题给准妈咪造成的危害是长期的，其导致的有些反应甚至会使胎宝宝直接流产；有些有一定的潜伏期，不能很快地被观察出来，可能等宝宝大一些的时候才能发现。所以居住、生活环境对于准妈咪与准爸爸至关重要，准妈咪与准爸爸在孕前一定要重视。

姐妹们可能还有这样的体会，经常处在噪声的环境下，会使人变得情绪暴躁，内分泌紊乱。准备生小宝宝的姐妹们尤其要注意这一点，如果经常处在高分贝的噪声区，在怀孕后，你很可能会内分泌紊乱，从而导致子宫收缩引起早产、流产或是对宝宝的听觉器官造成损害，更严重的可能导致宝宝先天性畸形。所以，在备孕期间，无论是生活环境还是工作环境，都要尽量地减少与噪声接触的机会。

随着社会的发展，越来越多的人开始推崇时尚的生活方式。但是却很少有人考虑，现在的时尚生活方式是否会影响我们的生育呢？我们一定要当心"潮"生活妨碍我们的"造人"计划哦！

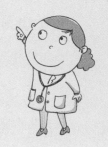

当心三种"潮"生活妨碍生育

时代在不断地进步，我们的生活方式也在发生着改变。我们喜欢时尚、高品质的生活，但是大家知道吗？现在的一些时尚生活方式对生育有很大的影响，尤其对男性影响更大，甚至会造成男性不育。

研究显示，如果夫妻双方准备孕育小宝宝达到一年以上，却还是不能怀孕，那就需要考虑一下原因了。导致不孕的原因，女方因素约占50%，男方因素约占30%，男女共同因素约占20%。其中，准爸爸不能正常生育的很大一部分原因就是因为追求"潮"生活而妨碍了正常生育。下面我们就具体来看一下。

 泡氧吧

氧吧，在我们的生活中已经很普及。当繁忙的工作结束，来到氧吧，吸吸氧气缓解一下疲劳，成为了越来越多男性的休闲爱好。但是您知道吗？经常泡氧气吧对于健康的准爸爸们会有很大的影响，很可能给准爸爸们的生殖功能埋下祸根。这是为什么呢？因为我们的身体所需氧气量是一定的，如果吸入的氧气量过多，多余的氧气就会在体内与其他物质结合生成自由基，从而破坏正常的生物膜，影响酶的活性，累及睾丸以及精细胞的代谢。

★ 洗桑拿+享受SPA

桑拿可以有效地消除身体的疲劳，可祛除毒素，排解疾患，起到健身的功效。很多人非常喜欢蒸桑拿，但是您知道吗？它可能是爱洗桑拿的准爸爸们不育症的元凶。我们都知道，精子对于温度的要求很高，据专业鉴定，精子必须在34℃~35℃的温度范围内才能正常发育。但是桑拿浴的房内温度都会大大高于这个温度范围，这样不仅不利于精子的正常生长，甚至可能导致精子的意外死亡。所以，为了下一代，男同胞们偶尔去蒸桑拿消除一下疲劳可以，但是一定不要经常去，以免因小失大。

SPA是现代生活中比较时尚，也比较舒适的一种保养方法。但是准妈咪和准爸爸们一定要注意，SPA中汤的温度一般在39℃左右，这个温度非常不适合精子的生长发育，还可能导致精子的死亡。所以，提醒未来的准爸爸一定要尽量少去享受SPA哦！

★ 常穿紧身裤

牛仔裤是我们日常生活中最常见的一种裤子，穿起来既大方又时尚。殊不知，紧身牛仔裤会将阴囊和睾丸紧紧地束缚，影响到散热，使睾丸温度升高，妨碍精子的产生。还有一点也要特别注意，紧身裤会影响男性阴囊部位的血液循环，易出现睾丸瘀血等现象，从而阻碍精子的正常生成。

这里不单单指紧身牛仔裤，还有很多潮男选择紧身的铅笔裤。铅笔裤的腰围，毫不夸张地说，往往相当于正常裤子的腿围。穿这样紧身的裤子使男性双腿活动受到很大的限制，从而造成男性腿部正常血液循环受阻。同时，留给外生殖器官的空间极其狭窄，散热效果差，易使外生殖器官发育不良，给性功能造成伤害。

所以准妈咪们要记住，在帮准爸爸选择裤子时一定要注意，紧身的裤子虽然修身却也伤身，不要单单为了追求潮流而影响了生育。

通过以上叙述，准妈咪和准爸爸们是不是已经认识到，在追求时尚的同时，一定要注意自身健康的保养呢？千万不要为了追求时尚的"潮"生活而影响"造人"计划，小心因追求时尚而失去了当爸爸、妈咪的权力哦！

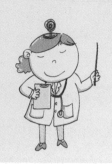

我们大家都知道，优良的精子与卵子相结合是孕育健康宝宝的必要条件。所以，每对夫妻保证备孕期间身心的健康状态是必需的。当你做好了各项准备，可是小宝宝却迟迟不来，这是什么原因呢？很可能是因为你没有抓住怀孕的N个关键！

想要马上怀孕必须抓住的N个关键

孕育生命是一个神奇的过程，经历了这个过程，我们的人生会变得更加完美。

然而，当我们做好了戒烟、戒酒、防辐射、补充各种营养等各种孕前准备，满怀希望地等待小宝宝的到来时，却发现总是不能怀孕。其实，怀孕并没有你想象中那么简单，想怀孕首先得抓住最容易怀孕的N个关键才能马到成功。

那么这N个关键都是哪些呢？我们一起来看看。

⭐ 孕前检查很重要

姐妹们可能会有这样的疑问，每年都会做体检，孕前还用检查吗？答案是必需的。孕前检查和一般的体检是不一样的。孕前检查注重检查生殖系统的问题，体内环境是否有利于胎宝宝发育成长，精王子和卵公主是否能孕育出健康聪明的宝宝，了解准妈咪的身体状况能否承受妊娠这一个复杂的过程，准爸爸和准妈咪的身体是否存在不利于胎宝宝的疾病等。

经过孕前检查，可以及时地了解身体的状况，及时地调整身体到最佳的状态。如果担心患上某种疾病而体内又没有抗体，那么就要马上注射疫苗。在等待受孕这段时间，准妈咪们一定要注意，不能乱吃药，不能接受放射线的照射，做好防辐射工作，调整好心态。宝宝的到来是上天赐予我们最宝贵的礼物，他的到来是可遇而不可求的，放松心态，迎接宝宝的到来吧！

在这里建议准妈咪们，准备怀孕的前6个月，夫妻双方要做孕前医学检查，包括心理评估、营养评估及社会学评估。夫妻双方要培养科学合理的营养饮食、生活方式及日常生活习惯。要做到及时地发现问题、解决问题，把所有对宝宝健康成长不利的因素都消灭在萌芽状态。

孕前检查对于夫妻双方都是必要的，一般建议准备怀孕的夫妻最好都进行孕前检查。

女方的孕前检查时间最好是在其月经干净后3～7天之内进行，注意最好是不要同房。一旦孕前检查发现其他问题，还可以有时间进行干预治疗。所以，至少提前3个月进行孕前检查为宜，而且夫妇双方应同时进行。

女性：注意一下月经周期的时间问题，月经彻底干净的3～7天进行检查，在检查期间要节制性生活3天。在体检当天清晨需禁食、禁奶制品；需要空腹，不要吃早饭，也不要喝水，因为有些检查项目需要空腹。早晨起床第一次排的尿液，收集少许，放入干净的小玻璃瓶中，以备化验之用。

男性：男性泌尿生殖系统的毛病对下一代的健康影响极大，因此这个隐私部位的检查必不可少。如果觉得自己的睾丸发育可能有问题，一定要先问一下父母亲，自己小时候是否患过腮腺炎、是否有过隐睾、睾丸外伤或手术、睾丸疼痛肿胀、鞘膜积液、斜疝、尿道流脓等情况，将这些信息提供给医生，并仔细咨询。

常规的孕前检查项目有：生殖系统、妇科内分泌系统、尿常规、脱畸全套、肝功能等。

★ 把握做爱频率，增加好孕概率

准妈咪们知道吗？如果性生活过于频繁，会减少受孕的机会。因为受孕的过程并不像你所想象的那样简单，而是需要妻子体内正常的卵子与丈夫体内充满活力的精子，二者攻克重重"险阻"，在输卵管中结合为受精卵。受精卵再被运送到子宫腔中，这时还必须要求子宫内膜适合受精卵的着床……这些关键要点缺一不可，否则都会影响女性成功受孕。

如果您在打算要小宝宝时，增加性生活次数，认为这样会尽快怀孕，那就大错特错了。夫妻双方如果性生活过于频繁，会导致精子量减少，精子活动力下降，从而大大地减少了受孕概率。

而且，如果夫妻生活没有节制，很可能导致免疫性不孕。有些女性会产生特异性免疫反应，产生抗精子抗体，阻止精子与卵子的亲密接触。因此，打算要小宝宝的准妈咪与准爸爸，一定要注意了，想生小宝宝夫妻生活以每周1～2次为最佳，女性排卵期前后可以适当增加频率，但是一定要注意把握好尺度。

⭐ 同房姿势很重要

上面我们谈到了多种增加受孕概率的方法，还有一个同房姿势的问题我们没有谈到。看到这里，很多准妈咪可能要提出疑问了：性生活的姿势真的会影响到受孕的概率吗？经研究表明，性生活的姿势确实会影响受孕。

性生活中什么样的姿势是最佳的受孕体位呢？最佳的受孕体位是男上女下，因为这样便于男性的每次"冲击"更有针对性，精子更能够直达目的地，便于精子与卵子会合。虽然平躺的女性这时看似处于被动状态，但是，却对精子顺利到达子宫颈起着重要的作用，使精子穿过子宫颈进入子宫更加容易。

如果您觉得一直保持这个体位会很无趣，那么采用别的姿势也是可以的。但是请记住，当您感觉对方已经射精，请马上把亲爱的他"赶开"，自己躺下来，以免精王子从你的体内"逃跑"。相信迫切想做爸爸的他会很乐意配合的。

⭐ 有流产史或服避孕药的女性需警惕

有很多姐妹们都遇到过这样的困扰，就是多次流产后不能再成功受孕了。研究显示，流产后导致不孕，一般是由于输卵管感染或是堵塞而引起的。输卵管堵塞造成了排卵期间卵公主无法进入子宫。所以，有流产史的姐妹们，在怀孕前一定要做一下检查。

还有一点要提醒姐妹们，不同的避孕措施对生育能力的影响是不尽相同的。正常来说，生育能力会在停止使用避孕措施后恢复正常。所谓"是药三分毒"，避孕药如果没有完全排出体外，很可能会影响宝宝的生长发育，甚至导致流产等不幸的发生。所以，备孕的妈咪和爸爸一定要注意这个问题！

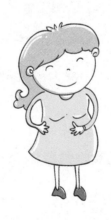

我们学会了计划我们的生活、升职、学习等，但是亲爱的您做好生育计划了吗？过来人的经验告诉我们，想要生一个健康、聪明的宝宝不能操之过急，要做好各种孕前准备，仓促"上马"不利于宝宝的健康！

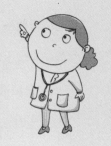

仓促"上马"对胎宝宝健康不利

怀孕是对我们人生的一次考验，我们必须做好充足的准备，才能从容应对。有准备的孕育才能保证宝宝的健康。怀孕前，无论是从身体、环境、工作等方面都要做好充足的准备，避免一切干扰宝宝的不健康因素。所以，准妈咪和准爸爸们一定不能心急，仓促"上马"会对宝宝的健康产生很大影响。

★ 生儿育女要周密计划

我们在日常生活中学会了做各种计划，如：学习计划、升迁计划、生活计划等，但是您做好生育计划了吗？生育计划是我们人生的大事，我们需要认真地思考，周密地计划，并且要处理好怀孕与其他事情之间的关系，为小宝宝、为自己选择一个最佳的时间。所有的准妈咪与准爸爸都希望生一个健康、聪明的宝宝，但是对于什么时候孕育宝宝最合适这个问题却很茫然。选择最合适的时间生育，无论是对妈咪爸爸还是对小宝宝都是很重要的。那么，什么时间孕育宝宝最合适呢？

选择最佳生育年龄

女性的最佳生育年龄通常是25～30岁。20岁以前身体的性发育和体格还不十分成熟，如果妊娠可能会带来较多的分娩并发症。而30岁以后，妊娠后胎宝宝染色体异常的机会将大大增加，早产、难产的概率也会增大。

你可能要问："之前忙着学习、拼工作，现在已经过了最佳生育年龄，怎么办呢？"那就一定要到医院做一下全面的检查，把身体保持在一个最佳的状态后再选择一个最佳的受孕时节。

选择最佳受孕季节

选好时节孕育宝宝也是非常重要的。那么，一年内哪几个月怀孕会比较好呢？研究认为，怀孕的最佳时节是在7～9月份。为什么呢？这是因为准妈咪在怀孕后往往胃口不是很好，爱挑食，而这个时节蔬菜、瓜果品种繁多，不仅可以帮助准妈咪胃口大开，还能保证肚子里的宝宝营养不缺乏，非常有利于宝宝的健康成长。还有一个重要的原因，那就是等宝宝降生的时候正好是来年的4～6月份，这个期间宝宝的出生避开了炎热的夏天也避开了寒冷的冬天，气温比较温和，妈咪和宝宝感染疾病的概率也会下降，这是一个非常适合坐月子的季节。

这些事情准妈咪要注意

生一个健康、聪明、快乐的宝宝是每个家庭的期望，为此考虑什么时候怀孕最合适是非常有必要的。但是在这里要提醒姐妹们，宝宝是上天赐予我们最宝贵的礼物，他（她）的到来不一定是按着我们拟订的计划进行的。只要做好各项孕前、孕中准备，一年四季都会孕育出健康的宝宝。所以，准妈咪们一定不要认为不是按期怀孕的宝宝就会不好，而去做一些傻事。

⭐ 选择身心状态最佳时

我们都知道，一个良好的身体状态与心理状态是孕育健康宝宝的关键，准妈咪与准爸爸在打算要宝宝之前，一定要重视自己的身体健康情况，在夫妻双方身体健康、精力充沛、情绪不错的情况下受孕是最好的。这里提醒准妈咪们，最好把怀孕的时间安排在工作或学习不紧张的时候，保持一个健康、轻松、快乐的心态。

另外，准妈咪们一定要避免在吸烟、饮酒或是服用药物期间受孕，这期间受孕可能会导致宝宝出生后身体虚弱、智力低下，甚至未出生便流产。

⭐ 舒适安全的外部环境

孕育一个健康的宝宝，自身良好的身体状况是必需的，但是我们也不能忽略了外在环境的影响。环境中的污染物可能导致胎宝宝或是新生宝宝患一些疾病。不良的外界环境对胎宝宝的影响在前面已经讲过，这里不再赘述。

总之，想要生宝宝的姐妹们，不要操之过急，要为宝宝的生长发育提供一个良好的环境。而舒适安全的外部环境是需要妈咪和爸爸共同营造的，为了宝宝能够健康地成长，妈咪爸爸在怀孕前要多多费心哦！

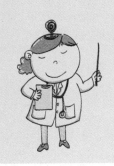

每个妈咪与爸爸都希望生一个快乐、健康、聪明的宝宝，于是，准妈咪就在怀孕期间大补特补。但是您知道吗？在怀孕期间各种营养的补充是很重要，但"受孕时间"同样重要。"黑色受孕时间"是很不利于宝宝的健康与生长的！

不宜"造人"的黑色时间

所有的妈咪和爸爸都希望生一个健康的宝宝。为了实现这个愿望，优生优育的工作就显得尤为重要。而选择适宜的受孕时间是优生优育工作的重头戏。很多求子心切的夫妻认为受孕时间的增加是有效的方法。可事实并非如此。我们要知道，要宝宝不是急于求成的事，如果在不适合的时间渴望完成造人计划，很可能事与愿违。即使受孕了，对妈咪和宝宝也可能会造成不同程度的影响。那么，打算孕育宝宝的夫妻可要注意这些不宜"造人"的黑色时间了。

★ 在人体生理节律低潮期受孕

首先我们一起来看看什么是人体的生理节律。科学研究表明，我们每个人从出生那一刻开始到生命终止，身体内都存在着三方面呈周期性变化的因素，分别是情绪、智力、体力。这三方面周期性的变化形成人体生理节律。你一定有过这样的感受，有时候感觉情绪不稳、做事效率低、身体很容易疲倦、注意力很难集中。其实这个时候，往往是人体处于生理节律低潮期或低潮期与高潮期临界点。受孕时候如果你或老公一方处于低潮，即使另一方处于高潮，孕育的宝宝健康和智力通常也是水平一般；若你们两人都处于低潮或是高潮临界点，生出的宝宝往往体弱多病、智力低下。所以你一定要记住，要想生出一个健康、聪明、可爱的宝宝，一定要把握人体生理节律，避开人体生理节律低潮这一黑色受孕时间。

那么，我们如何找出两人生理节律的高潮期呢？研究表明，情绪、体力、智力的生理节律周期分别为28天、23天、33天，并且这三种生理节律周期都有临界日、低潮期、高潮期。如果你们选择生理节律的高潮期受孕，孕育出的小宝宝往往身体强壮，智力发育好。

你可能又会问，如何计算人体的生理节律周期呢？我们通常使用万年历辅助计算。人体生理节律周期的计算是从出生那天开始一直到受孕当天为止的总天数，同时你一定不要忘记这些年里的闰年天数不同哦。然后，分别除以23、28、33这三个数字。做了这个简单的数学题之后，大家一定要记住这道题的余数，我们通过所得余数可以得知身体处于生理周期的哪个阶段。余数与临界日天数相等为临界日，比其小为高潮期，反之则为低潮期。

我们举例来说明如何计算自己智力、情绪、体力钟的高潮、低潮和临界期呢?以下是一种简算法：

（1）先算"总天数"即计算出生之日至所计算之日的总天数。公式：T=（365.25×周岁数）±X。式中"T"表示总天数，"X"表示除周岁数以外的天数。例某人1935年10月15日出生，要计算1987年1月29日的这天生物节律，T=（365.25×52）-259=18734（天）。

（2）再算"余数"，将前算得的总天数分别除以33、28、23（它们分别是智力、情绪、体力节律周期的天数。）然后得到余数。注意必须用手算，而不要用计算器计算。18734/33=567……23（智力钟余数）18734/28=669……2（情绪钟余数）18734/23=814……12（体力钟余数）

（3）当把余数求出之后，如你只需要了解计算日处于什么期（高潮期、低潮期、临界期），最简便的方法是采用"周期天数除以2对照法"，又叫半周期法：33/2=16.5……（智力钟半周期数）28/2=14.0……（情绪钟半周期数）23/2=11.5……（体力钟半周期数）将"余数"与半周期数作比较，若余数小于此种生物钟的半周期数，此生物钟运行在高潮期；若大于半周期数，运行在低潮期；若接近半周期数或整周期，以及余数为零者，则为临界期。了解自己"智力、情绪、体力"三节律的运行周期，可在高潮期最大限度发挥自己的优势，在临界、低潮期早作准备，以防不测。

上例，智力钟余数：23＞16.5为低潮期；情绪钟余数：2＜14.0为高潮期；体力钟余数12＞11.5，数字接近半周期，为临界期。

★ 在身心不佳或同房次数不恰当时受孕

研究表明，如果准爸爸和准妈咪同房受孕的时候，两个人情绪愉快、身体状态良好、没有压力，其内分泌系统就会分泌出大量有益于健康的酶、激素及乙酸胆碱等，使双方的智力及体力都处于一个良好的状态中。这时性功能是处于最佳状态的，性高潮也易达到，从而形成高质量的受精卵。相反，如果你和老公一方或双方身体状态不好，或是精神状态不好，精子与卵子的活力便会受影响，受精卵的质量自然会下降，同时会增加受精卵着床的难度，影响其生长，甚至导致准妈咪流产或是胎宝宝发育不良。

所以，姐妹们想要生一个健康、可爱、聪明的宝宝就一定要注意哦，不要在情绪不佳时受孕。还要注意的是，不要在蜜月时受孕，因为新婚前后，你们两个人为了办理婚事可能过于劳累，从而降低了精王子和卵公主的质量。新婚燕尔性生活比较频繁，也会影响精王子和卵公主的着床环境，降低受孕的质量，不利于优生。

⭐ 受孕时，不注意让妻子达到性高潮

研究显示，女性在性生活时达到高潮对于形成高质量受精卵意义重大。因为女性性高潮可使精液在阴道内停留较长时间，同时会促使原本闭锁的子宫颈口张开，为精子的顺利进入打开通道。这样一来，充满活力的精子与优质的卵子结合机会大大增加，受精卵才会保证高质量。因此，同房时老公应该调动妻子的情绪，让妻子达到性高潮。

⭐ 在不良的自然环境下受孕

我们每个人都是自然界中的个体，情绪和身体多多少少都会受到自然环

境变化的影响，如日食、月食、雷电交加、山崩地震等。研究证明，如果在这些时间受孕，很容易生出不健康的宝宝。所以，姐妹们要注意日常生活中的环境。

我们一起来看看什么样的环境不利于受孕呢?

忌暴雨雷鸣时受孕

精子对于射线非常敏感。姐妹们都知道当打雷时，会产生很强的射线，而这种射线可能会使生殖细胞的染色体发生畸变。所以，姐妹们要注意哦，为了保证受精卵的优质，最好不要选择这个时候受孕。

忌酷暑时期受孕

胎宝宝大脑皮质形成的初期阶段在怀孕早期，这个时期准妈咪补充营养非常重要。但是，如果天气炎热或是由于其他因素导致准妈咪饮食不振，营养摄入量大大减少，就会严重地影响到胎宝宝的健康发育。所以，如果可以避免，最好不要在酷暑时期受孕哦。

★ 在有阴道出血时受孕

在正常情况下性生活是不会出血的，如果发现出血，要及时就医。因为性生活中出血，可能是生殖器出现疾病的征兆，如我们常见的宫颈息肉或各种阴道炎等。接下来我们了解几种炎症对胎宝宝的影响。

滴虫性阴道炎

在患滴虫性阴道炎的情况下受孕，很可能会导致孕早期流产或是畸形胎儿的形成。如果能侥幸到孕中期，也有可能导致胎盘早剥、胎膜早破，从而引起胎宝宝感染，给没有出生的胎宝宝带来严重的伤害。

宫颈息肉

我们常见的宫颈息肉，往往会使子宫在分娩时出现裂伤，引起出血，从而给准妈咪和胎宝宝带来危险。

真菌性阴道炎

如果患有真菌性阴道炎的话，很可能导致胎宝宝在分娩时受到感染，给宝宝带来伤害。

姐妹们一定要记住哦，造人的"黑色时间"不但会影响宝宝的质量和宝宝的生长环境，而且如果你在服用药物期间受孕也可能对宝宝造成不良的影响，所以，一定要避开这些"黑色时间"再受孕哦。

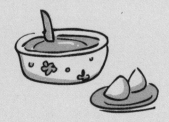

设计小宝宝——生男请按1，生女请按2

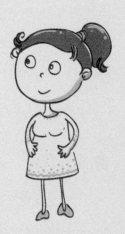

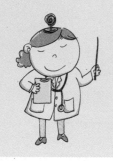

总是有意或无意听到一些关于生男还是生女的各种传言。这些传言到底靠不靠谱呢？作为准妈咪的你又该怎么识别呢？

生男生女：坊间传说靠谱吗

　　总是有准妈咪希望早早就知道肚子里的宝宝的性别，所以坊间关于生男生女的传言也是千奇百怪，无所不有。那么，这些传言真的可以让你提前预知肚子里的宝宝是男是女吗？准妈咪一定要学会用科学知识来辨别，那些不靠谱的传说不但告知不了你想要的结果，反而会给自己徒增烦恼。就让我们一起来辨别一下这些不靠谱的传说吧。

★ 酸儿辣女

　　"酸儿辣女"这个说法已经流传很久，指的是通过孕后准妈咪的饮食习惯，来判断肚里小宝宝是男是女。如果准妈咪喜爱酸性食物，就会生男宝宝；如果准妈咪喜爱吃辣的，那么多半就会生女宝宝。

不靠谱嫌疑

如果是根据准妈咪喜好的口味来判断宝宝的性别，那么喜欢吃甜食的准妈咪该生男宝宝还是女宝宝呢？四川、湖南地区的人天生就喜欢吃辣，那里的准妈咪就一定都生女宝宝吗？相反，山西人天生就偏好酸口，难道那里男宝宝的出生率就比其他地区高吗？这显然是没有道理的。

事实是

由于激素的变化，孕期口味有所改变是很正常的现象，甚至有的准妈咪口味还会一天一个变化，食欲也是时好时坏。除了口味上的变化，孕期的反应也有所不同，有的准妈咪有比较强烈的早孕反应，吃什么吐什么，就连油腻的气味都不想闻，营养不足的话，这对胎宝宝生长发育肯定不利，所以妈咪会想吃一些酸辣口味的食物刺激食欲，这与怀男怀女一点关系也没有。因此，"酸儿辣女"的说法是没有科学根据的。

从医学角度看，胎宝宝的性别是由精子携带的X染色体、Y染色体所决定的，也就是与准爸爸有着直接的关系。因为准妈咪体内的卵子所携带的都是X染色体，只有精子中含有X和Y两种染色体。所以，如果和卵子邂逅的是带X染色体的精子，那么就是女宝宝，反之，怀的就是男宝宝。

⭐ 肚子圆而高是女宝宝，肚子尖而低是男宝宝

这个传闻有很多版本，而下面两种说法是日常生活中比较常见的：一种是肚子圆的是女宝宝，肚子尖的是男宝宝；另一个是如果肚子上半部分大就是女宝宝，如果肚子下半部分大就是男宝宝。

从肚子的形状上真的可以知道是男是女吗？如果准妈咪的肚子上下一样大该如何判断呢？

事实是

肚子形状是圆还是尖，其实与你的自身条件有密切的关系，与胎宝宝的性别并没有直接联系。每个准妈咪的身材不同，脂肪的多少自然会有差异，骨盆形态也会不一样。相对来说，体形比较胖的准妈咪，孕期的肚子看起来就会比较圆；相反，如果你的身材比较瘦小，肚皮呈尖状的可能就比较大。骨盆宽大，胎宝宝的头部进入骨盆的位置就比较深，肚子下半部分就会比较大；如果骨盆口狭小，胎宝宝的头部高浮，肚子下半部分就会比较小。

除此之外，准妈咪肚子的形状跟孕前身材以及是否为初次怀孕等都有关系。如果你本来身材就很好，而且是第一次做妈咪，腹部的皮肤就比较紧实，那么肚子上半部大的居多；反之，如果你是再育妈咪，腹部的肌肉就会比较松弛，这种情况下，肚子下半部分大的就偏多。所以，靠肚子形状判断胎宝宝性别的方法，纯属无稽之谈。

⭐ 胎动在左是男宝宝，在右是女宝宝

此判断法还有一个说法是女宝宝动的比较轻柔，感觉在一个点上动，而男宝宝劲大，经常频繁地运动，所以感觉会是一条线。

不靠谱嫌疑

很多准妈咪都曾有过这样的感受，上次胎动在左边，而这次却跑到了右

边，根本不会始终在一侧，怎么会有"男左女右"一说？

事实是

胎动决定不了胎宝宝的性别。"男左女右"在日常生活中我们经常会遇到，这只是习惯问题，而与胎动是无关的。胎动位置的变化包括多种情况，例如，宝宝也会在肚子里变换姿势，或因妈咪的某种姿势让他感到不舒服而发生移动，也可能因为你情绪的变化而发生改变。

当你生气、高兴、兴奋、发脾气，以及感到焦虑或恐惧的时候，体内都会释放出某种特殊的激素，而这些化学物质会通过胎盘传导给宝宝，使其和你一样情绪会发生变化。这些都是引起胎宝宝位置变化的因素。

此外，宝宝的胎动不分性别，大概分为以下四种模式：

● 全身性运动

整个躯体的运动，比如翻身，这个动作力度比较大，而且持续的时间较长，一个动作一般会持续3～30秒。

● 肢体运动

伸伸胳膊和腿、扭扭身子等，每个动作一般持续1～15秒。

● 下肢运动

当准妈咪感到宝宝在踢自己时，说明宝宝就在做这个动作，这个动作快且力度弱，每个胎动一般持续1秒以内。

● 胸壁运动

短而弱，很多妈咪都感觉不到。

无论你肚子里面是男宝宝还是女宝宝，胎动方式就是以上四种，而并非根据胎宝宝性别来区分的。

⭐ 准妈咪在孕期变漂亮是女宝宝，变丑是男宝宝

怀孕以后，如果准妈咪脸色变得红润，皮肤变得细腻光滑，怀的多半是女宝宝；如果怀孕以后脸上出现了色斑，脸色也黯淡无光，那么肚子里面多半是男宝宝。

不靠谱质疑

按照这种说法推断，准妈咪岂不是要随着宝宝在腹中的成长，而变得愈来愈丑或是愈来愈美？难道怀孕还能整容和毁容？

事实是

怀孕期间，准妈咪变丑还是变漂亮，与体内雌激素浓度增高有关，也与她的心情有很大的关系。妊娠始终是一个生理过程，不是生病。所以对于所有的准妈咪来说，要记住怀孕是很自然的事情，怀孕期间身体发生变化也是很正常的，比如，体重不断增加，身材发生很大的变化，还有，由于血容量增加，四肢也会出现水肿的症状。如果准妈咪因为这些改变而郁郁寡欢，或者情绪低落烦躁，那么肯定会影响准妈咪内分泌，再加上不控制体重，从而导致皮肤变差，模样变丑。相反，那些注重合理饮食，心情愉悦的准妈咪就会相对变漂亮。不管怀的是男宝宝还是女宝宝，胎宝宝所引起的激素水平变化都不会对你的皮肤和模样构成足够的影响。

★ 胎心·慢是男宝宝，胎心·快是女宝宝

根据胎心就能够判断宝宝的性别，如果怀的是女宝宝，那么胎心率就比较快（140次/分钟以上），如果怀的是男宝宝，胎心率就会慢一些（140次/分钟以下）。

不靠谱质疑

每个人的心跳水平都不同，更何况是肚子里的宝宝。

事实是

女宝宝心跳速度比男宝宝高，这只适用于刚出生的宝宝。事实上，胎宝宝的心跳速度与性别没有任何关系。心率的快慢只是随胎龄的变化而变化。在孕5周左右时，胎宝宝的心跳速度与你的非常接近，差不多80~85次/分。到了孕9周左右，胎宝宝的心率逐渐加快至170~200次/分，到了孕中期又逐渐放慢至120~160次/分。

听胎心需要借助医疗上的专门仪器，大约孕12周的时候就可以通过多普勒听诊器听到胎心，而如果对胎宝宝连续地进行胎心率的监护，可以发现，在特定的范围内，胎心率可以呈现出曲线状，而且是在固定的频率和幅度内波动。因此胎心音有变化属于正常的反应，而胎宝宝的性别和胎心的快慢是无关的。

★ 孕早期的B超单

如果孕囊长和宽的数据相差在一倍以上，那么你怀男宝宝的可能性就大；相反，如果这两个数值相等，那么怀女宝宝的可能性就比较大。此外，

如果孕囊呈现长条的形状，像一个长茄子，就有可能是男宝宝，如果像个圆茄子，就可能是女宝宝。

不靠谱质疑

每位妈咪的子宫大小不同，孕囊形状肯定也会有所不同。

事实是

孕囊的形状和大小是由怀孕的时间、受精卵着床的位置、子宫大小以及准妈咪在孕期的营养等多方面因素决定的。每位妈咪子宫大小是不一样的，孕囊的形状自然也就会随着子宫的形状而不同。同时，还与准妈咪在产检时遭遇的情况有关系，比如，如果你憋尿的时间比较长，宫腔就会被压扁，孕囊当然也就变得扁一些。另外，有的准妈咪在怀孕的时候，受精卵着床的位置会有点偏，从而造成孕囊的形状不一样。

其实，看起来椭圆、饱满的孕囊是正常的状态，而那些细长形状，尤其是特别细的孕囊，准妈咪要当心这是流产的先兆。

★ 孕晚期的B超单

用宝宝双顶径减股骨长，得出的数值如果大于2，就可能是男宝宝，反之就是女宝宝。因为双顶径指的是胎宝宝头部最宽的部位，而股骨指的是胎宝宝的大腿骨。老一辈认为，头大而腿短的就是男宝宝，也就是双顶径减去股骨长的值大于2，头和腿差不多的就是女宝宝。

不靠谱质疑

难道男宝宝就一定头大腿短吗？那为什么大部分男宝宝出生时都不是

"大头娃娃"呢？

事实是

有些宝宝的头部的确偏大，比如他是孕30周的头，但是B超中显示的却是31周或32周的数值，那么双顶径减去股骨头的数值就会大于2；还有的宝宝头部的数值是符合其所在孕周的，但是腿却不符合孕周，这样的话，双顶径减去股骨头的值也有可能大于2，难道这些就都是男宝宝吗？这显然是没有科学依据的。

此外，吸收能力比较弱的宝宝，双顶径和股骨头的值也相差不大，按老一辈的说法，这就是女宝宝，这显然不可能。所以说，想从B超单上辨别胎宝宝的性别，是不可信的。

由此可见，大部分传言都是不靠谱的，因为这些说法大多是人们在日常生活中根据自己的经历而进行的片面的、没有科学依据的经验总结，缺乏医学权威的论证。因此，准妈咪们不必对这些传言偏听偏信，当作孕期里的娱乐置之一笑就好。

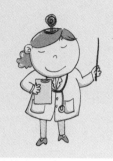

什么？可以自己定制王子或公主？真的吗？你是不是感到非常兴奋和激动？其实只要摆正你的心态，也不是没有什么不可能的呀！

生男生女：可以这样试试看

自古以来，生男生女就是无法强求的事情，想自己决定宝宝的性别似乎是不可能实现的任务。但是一些对性别有要求的准爸爸、准妈咪们还是乐此不疲地尝试着。其实，抛开科学理智的大帽子和非得不可的过激心态，还是可以搜罗到一些巧妙的方法，使生男或生女的概率得以提高，从而使爸爸、妈咪们梦想成真，更愉快地迎接宝宝的到来。

⭐ **方法一：从饮食上控制调节**

这个理论是指通过食物本身的酸碱性，而使人体内的酸碱度得以改变，从而达到想生男宝宝或女宝宝的目的。

女性的阴道环境在正常情况下是呈现酸性的，如果在性高潮时分泌出碱性物质，那么就适合决定男宝宝的Y精子生存，想要男宝宝的妈咪需要注意这一点。而想要女宝宝的你，就需要保持体内的酸性环境。所以，准爸爸多吃酸性食物，而准妈咪多吃碱性食物，就可以提高生男宝宝的概率，反之，就可以帮助你生女宝宝。

酸性或碱性食物并不是通过口感来区分的，而是人体经过消化吸收后，代谢出产物的酸碱性而决定的。酸性食物包括鱼类、肉类、蛋类、五谷类以及糖类等；碱性食物包括蔬菜（尤其是绿叶蔬菜）、水果、豆类、牛奶、大多数坚果类等。

采取这种方法，要从计划怀孕的前一个月就开始实行。但是这种方法是不值得提倡的，还是要养成合理、均衡的饮食习惯，否则不利于优生。

其实，大多情况下，通过选择酸性或碱性的食物控制胎儿性别，是为了减少某些遗传病的发生。

★ 方法二：改变阴道的酸碱度

在"爱爱"前，用2%的碳酸氢钠溶液冲洗阴道，可以提高生男宝宝的概率，而用稀释过的食醋或1%浓度的乳酸钠溶液冲洗阴道，就会增加生女宝宝的机会。

★ 方法三：控制性高潮

如果想要男宝宝，可以选择你达到高潮后再让老公射精。因为精子耐酸能力差，所以在碱性环境下，Y精子会更有活力。

另外，女性进入性高潮后，阴道会分泌碱性物质，那么性高潮的次数越多，这种物质分泌的就越多，从而为Y精子营造了更有利的活动氛围。深情的爱抚和拥吻，能够使女性更快达到性高潮。

如果想要女宝宝，就在女性达到性高潮前射精，这种方法比较简单，因为这不需要前戏，直接射精即可。

⭐ 方法四：把握同房次数

性交次数频繁，而每次射精的量比较少，就容易生女宝宝，反之，生男宝宝的可能性会增大。

⭐ 方法五：掌握阴茎插入的深浅

准爸爸将阴茎彻底插入到准妈咪的阴道后再射精，会提高生男宝宝的概率。因为酸性环境不利于Y精子的存活，如果距离宫颈口远，那么就会增加受伤精子的数量。所以，阴茎要插入接近子宫颈的位置再射精。

而想生女宝宝的你们，尽量选择在阴道入口处射精，为耐酸能力差的Y精子创造更多的酸性环境，从而使其无法存活。

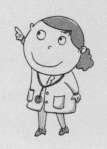

你身边有没有计划怀孕了好久，费了好大的劲好不容易才当上妈咪的人？你有没有注意到她们是生男宝宝的多还是女宝宝的多呢？难道这也是决定生男生女的因素之一吗？

这些准妈咪容易生男孩

关于生男生女这个问题，人类一直不懈地努力研究。各国研究人员经常会有新的研究成果公布于世。但事实是否果真如此，却还需要更深入的探究。对待这些暂时的成果，我们不可过于认真，也不可忽视。

★ 受孕困难的准妈咪容易生男孩

《英国医疗期刊》曾经在2005年报道过这样一则消息：荷兰科学研究人员发现，受孕困难的准妈咪要比那些很容易就怀孕的妈咪生男宝宝的可能性大。

荷兰研究人员对5265位在2002~2004年间生过宝宝的妈咪进行了调查，发现其中496位妈咪经过一年多，甚至两年的时间才受孕，她们生男宝宝的概率为58%；而那些新婚不久即受孕的妈咪生男宝宝的概率为51%。这项调查结果表明，受孕相对困难的妈咪比那些受孕容易的妈咪怀男宝宝的概率要高。

从医学上说，胎宝宝的性别是由与卵子结合的精子所决定的。妈咪体内的卵子都是携带的X染色体，如果与卵子邂逅的是带X染色体的精子，那么就会生女宝宝，反之，就会生男宝宝。

研究人员提出，从全球范围来看，男宝宝的出生率一直高于女宝宝。这是由于携带Y染色体的精子更小巧、更敏捷，因此更容易穿过宫颈分泌的黏液与卵子结合。而此前的研究曾经表明，女性体内宫颈黏液的黏度是因人而异的，黏度越高的妈咪越不容易受孕。所以，宫颈黏液黏度较高的妈咪虽然受孕困难，在较长的时间段里，Y精子通过宫颈与卵子结合的概率会更高，所以生男宝宝的概率会更大。

除此之外，以下几种妈咪也更容易生男宝宝。

⭐ 记忆力好的准妈咪

加拿大研究小组发现，生男宝宝的妈咪比那些生女宝宝的妈咪记性更好。

他们在调查怀孕对妈咪的影响时，发现怀男宝宝的妈咪在听觉、计算以及视觉记忆力三个方面都要强于怀女宝宝的妈咪。

据悉，加拿大沃森研究小组对100名准妈咪进行了长达1年半的跟踪调查，从她们刚受孕一直到生产后的几个月内，研究人员对她们分别进行了6次与记忆力有关的测验。检测结果显示，那些怀男宝宝的妈咪各项测验成绩都明显高于怀女宝宝的妈咪，而且生产后的状况也是如此。

专家指出，这个结果表明，男女胎宝宝会影响妈咪的认知力，准妈咪认知力的差异与胎宝宝的性别有着重要的未知因素。

⭐ 有进取心·的准妈咪

科研人员发现，充满自信、有进取心的妈咪比那些家庭主妇更容易生男宝宝。因为每个女性卵子里的睾酮含量是不同的，而睾酮水平高的卵子更容易孕育出男宝宝。同时，女性体内的睾酮水平的高低能够决定你的性格特征。

在哺乳动物界中也出现了"蜂王"决定后代性别的现象，这个发现是对生男生女看概率观念的一大挑战。新西兰奥克兰大学讲师格兰特研究出了这个结果，她认为准妈咪日后生产的是男宝宝还是女宝宝未必仅限于受精卵形成时哪个染色体占了上风。

专家指出，妈咪卵子内的睾酮激素水平决定其接受Y精子的程度，可能是卵子的外层已经事先设定好了是接受携带X精子的染色体，还是携带Y精子的染色体。

⭐ 从事男性化职业的准妈咪

最新研究发现，从事工程师、IT业等男性化职业的妈咪，生男宝宝的概率会很大。

伦敦学院的心理学家通过对4000名准妈咪的调查，发现这些从事男性化职业的妈咪们生男生女的比例为140：100。

专家指出，从事男性化职业的妈咪在受孕的过程中，子宫里的睾丸激素增高，因此，增加了胎宝宝为男性的概率。

⭐ 富有且健康的准妈咪

美国最近的一项研究显示，家境富有、学历高的已婚妈咪，怀男宝宝的概率更高，而家庭条件不好，身体素质欠佳的妈咪，更容易孕育女宝宝。

数据显示，身体健康、文化水平高的美国白人妈咪比家境贫困的黑人妈咪生男宝宝的概率要高很多。之所以会出现这样的情况，是因为女性的适应性和忍耐性比男性强，而在家庭贫困的环境中，女宝宝更好养活，这一点从出生宝宝的死亡状况上就可以看出。所以，根据进化论的内容，家庭条件差的妈咪会孕育存活率较高的女宝宝。这一结论在猪、牛、羊、鸟类、昆虫等物种中也是成立的。

美国哥伦比亚大学研究组说："我们发现，年轻而且家庭条件富有的已婚女性，更能够担负起男宝宝的成长过程，比如，一位有高学历的妈咪比没有高学位的妈咪担负男宝宝成长的比例高出5.8%。"

专家指出，拥有健康体魄的女性更容易孕育出男宝宝，这样就能够使他们的基因和家族得以相传下去。这些体格健壮的男宝宝与那些瘦弱的男宝宝相比，适应环境的能力更强，并有利于继续繁衍。而体质差的妈咪往往也会生出体弱多病的儿子，在相同的环境中，他们的适应能力会稍差一些，在幼年时代也就容易夭折。因而，为了延续"香火"，这些体弱的妈咪会生女宝宝，因为女宝宝存活的时间会更长，直到她们自己成为一个妈咪。

其实，宝宝拥有一个健康的身体才是最重要的，在如今这个男女平等的社会，生男生女其实都一样。

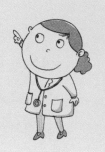

哈，别不好意思承认！想生男孩的爸爸妈咪们用这个方法试试吧！看看效果怎么样！

强烈性高潮有助生男孩

强烈的性高潮，不但使你更快怀孕，有利于实现优生，还有可能提高生男宝宝的概率！

★ 性高潮对受孕有正效应

所谓的性高潮是指夫妻双方通过性刺激，身心产生的性愉悦的反应，一般会有射精、脸红、呻吟等表现。而想要达到性高潮并非一定要有性交的行为，经过性方面的刺激，同样可以达到性高潮，比如互相爱抚、亲吻或自慰等，尤其对性敏感带的刺激，会很快达到性高潮。

专家指出，夫妻双方都达到性高潮对提高"造人"成功率和实现优生优育计划都有很好的推动作用。极度的性高潮不但会使你们更快受孕，达到优生的目的，还会增加生男宝宝的概率。

专家解释说，男性在美妙的性生活中射精，所形成的精液激素非常充足，精子也非常具有活力，质量上乘的精子会以最快的速度与卵子会合，降低运行过程中受到的外界环境的伤害；而对于妈咪们来说，性高潮带来的好处就更多，它会使子宫颈分泌出更多的碱性分泌液，不仅能够推动精子向前游动，还会对精子起到一定的保护作用。

同时，研究还发现，妈咪们达到性高潮的时候，子宫颈处于稍张开的状态，而且这种状态会维持半个小时之久，为精子的进入大开方便之门。此时的子宫几乎与阴道形成一条直线通道，从而避免精子走些不必要的"弯路"。

另外，女性到达性高潮时还会出现额外排卵的状况，这就是为什么安全期却不安全的原因。因为高潮时会分泌出充足的激素，输卵管内的液体明显增多，所以会使已经成熟的卵子得到多余的养分，而在卵巢里还没有发育完善的卵子，可以得到更多的营养而提前成熟并排出。

国内外资料将夫妻生活的姿势统计出500多种，但这些体位差不多都大同小异，其中有两种是生活中很常见的，而且属于易孕体位。第一种是后进式，即妈咪在前，爸爸在后面将阴茎插入，这样的体位更适用于那些子宫后位的妈咪们；第二种是正面交合，妈咪平躺，将双腿放在爸爸的肩部，这样能够使精液射在宫颈口附近，更适合子宫前位的女性。

很多女性"爱爱"后会采取仰卧的姿势，这时就会从你的阴道中流出一些精液，这并不是因为你阴道的容量不够，而是你所采取的姿势不对。为了能够让你更快受孕，"爱爱"后你可以将双腿抬向空中，也就是尽量与身体呈90°的直角，或是将臀部垫高6厘米～10厘米，也就是让身体处于一个头低臀高的状态，也可以采取侧卧的姿势，使膝盖尽量向上身弯曲，这样同样可以让精液在阴道中保存的时间更长，有利于受孕。

由于女性的排卵期一般在下次月经来潮前的14天左右，这段时期同房更容易受孕。如果计划要宝宝，夫妻双方要减少性生活的频率，尤其是准爸爸，最好进行自我控制，把精液留在准妈咪排卵期使用，效果会更好。

不过，已经怀有身孕的准妈咪们，可要引起注意了：

★ 性爱对安胎呈负效应

怀孕期间，性爱会对胎宝宝产生不利的影响，所以应当适当节制，特别是妈咪怀孕的前3个月和后3个月，都要避免进行夫妻生活。

在怀孕早期前3个月内，落户在子宫内的受精卵还不稳定，如果这时有外来因素对其刺激，可能会使其脱离子宫壁而导致自然流产。如果在"爱爱"时，准妈咪出现强烈性高潮，子宫就会随之进行有节奏的收缩，加上外部力量冲撞，就会出现胎盘强度剥离，导致流产。

因此专家建议，有习惯性流产或有过流产经历的妈咪需要提高警惕，即使过了前3个月，"爱爱"时的动作也要以轻柔缓和为主，而且要注意时间和次数的控制，时间不能太长，次数也不可太频繁。相对宝宝的安全健康而言，这时的性高潮就不那么重要了。

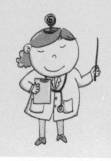

男孩有什么了不起！你是不是盼望一个可爱漂亮的小公主？是不是早在脑海中想象过无数遍自己的"小棉袄"的模样了？如果有办法为自己要个小公主，你愿意试试吗？

六种备孕状态容易生女孩

在现如今这个社会中，重男轻女的现象已经渐行渐远，"女宝宝是妈咪的贴心小棉袄""女宝宝是招商银行"的说法让很多年轻父母对女宝宝的渴望逐日递增。他们总是充满疑问："生男生女真的寻找不到一点儿窍门吗？"其实不然，一些科学合理的饮食方法或生活状态也许可以帮助你如愿以偿哦！下面来看一下，什么样的情况更容易生女宝宝吧。

⭐ 正常性爱频率，注意性爱姿势

国外研究表明，受孕时，男性射出的精子数量多，就容易生男宝宝；反之，精子数量少的就容易生女宝宝。由此可见，想生男宝宝的夫妻，需要在女方排卵期前禁欲几天，使男性储存更多的精子，从而提高Y精子与卵子结合的机会。而计划要女宝宝的家庭，就不用禁欲了，保持正常的性爱频率，以每周两次为宜，而且最好将受孕的时间安排在排卵日的前两天。

在"爱爱"的姿势上，建议尽量采用传统的男上女下势，而且男性的阴茎抵入需浅。同时，还要避免出现性高潮，否则就会增加怀上男宝宝的概率。

⭐ 夫妻压力大易生女宝宝

丹麦心理学家通过研究发现，女性的精神压力过大，就会增加怀女宝宝的概率。因为紧张焦虑的情绪、过大的压力会使你体内产生强烈的酸性环境，这不是Y精子容易生存的环境，所以就会提高生女宝宝的机会。而男性长期在压力大的环境下生活，也会使精子的数量减少，造成生女宝宝的概率增大。

虽然压力大的环境会导致妈咪容易生女宝宝，但并不是说想生女宝宝就要给自己制造压力，带着压力去受孕，对你和宝宝的健康都是没有好处的。妈咪和宝宝的健康比生男生女更重要，所以一切顺其自然就好。

⭐ 夫妻年龄大易生女孩

如果你和老公的年纪都比较大，也就增加了生女宝宝的概率，这是有一定科学依据的。因为年龄大的夫妻的身体素质一般没有年轻夫妻的好，而年龄大的男性，精子数量也会比年轻时候有所减少；年龄大的女性，生理激素也发生了变化，子宫内的碱性分泌物也会逐渐减少，从而使生女宝宝的概率大大提高。

⭐ 吃素、吃甜食的妈咪易生女孩

英国科学家通过长期研究发现，以素食为主的准妈咪比较容易生女宝宝。尽管截至目前还没有其他研究表明孕前妈咪的饮食对下一代的性别有影响，但英国科学家的研究发现，英国的男宝宝与女宝宝的数量比例为106：100，而吃素的妈咪生下男宝宝与女宝宝的比例为85：100。从这项数据中，我们可以看出，吃素食多的准妈咪更容易生女宝宝。

同时，美国的研究小组还发现，食物中糖分与脂肪所含的比例，对胎宝宝的性别会有一定影响，喜欢甜食的女性比较容易生女宝宝。

⭐ 职业因素导致生女宝宝

根据最新统计报告显示，如果男性所从事的是司机（出租车或货车的司机）、空乘服务人员、飞行员、麻醉师等职业，或是长期在电脑环境中工作，妻子受孕后怀女宝宝的概率会很高。这是因为睾丸受到高温、有毒物气体或辐射的影响而发生强烈的变化，或是吸入大量的有毒副作用的麻醉气体，导致生命力不强的Y染色体的携带精子最先死掉，从而使生女宝宝的可能性增大。

⭐ 漂亮父母首胎是女宝宝概率高

这是一项十分有趣的研究结果，发现相貌俊美的父母，第一胎生女宝宝的概率比生男宝宝高27%。这项研究结果到底是否真的有道理，还需要进一步的考察。但从研究结果中，我们可以发现人类男女的不同进化策略。所以，作为漂亮的未来准爸爸准妈咪们，你们很可能会生女宝宝哦！

看完上面的内容，你是不是增加了为自己生个"小棉袄"的信心了呢？

你有没有想过自己的饮食习惯也会影响到生男生女？

听说，不吃早餐就可能生女孩。那你是还愿意吃呢，还是

不愿意吃呢？

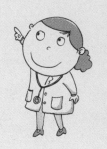

孕期饮食习惯影响生男生女

一直都听说，宝宝的性别与准妈咪在孕期的饮食习惯有关系。现在，英国科学家为这个说法找到了科学依据，最近的研究首次证明，妈咪的饮食习惯与生男生女具有一定的关系，而且如果你在怀孕期间摄入了过多热量，就更有可能会生男宝宝。反之，可能会生女宝宝。一起看看吧！

⭐ 孕期不吃早餐很可能生女孩

如果准妈咪在怀孕期间只摄入低卡路里的食物或干脆早上不吃饭，那么就有可能会生女宝宝而不是男宝宝。

最近的研究表明，从进化论的角度来看，妈咪的饮食结构与生男生女有关的说法是有理可寻的。男性的生育潜能会在很大程度上受其健康状况的影响，而女性的生育能力相对而言会稳定得多。研究发现，准妈咪在怀孕期间摄

入大量高脂肪和高蛋白的食物，并经常在早餐中添加谷类食物，就能够大大提高生男宝宝的概率。此项研究是由牛津与埃克塞特大学的研究人员共同完成的，有关研究报告发表在《皇家学会汇刊B生物学专刊》上。在这项研究中发现，每天的早餐中以谷类食物为主的准妈咪中，有41%的人生出了女宝宝，而很少吃，甚至不吃早餐的准妈咪生女宝宝比例达到了57%。

★ 左右男女性别的食物

咸男甜女

在南非，流传着"咸男甜女"的说法，最近得到了科学证实。南非的科研工作者认为，吃肉类、快餐以及咸味食物容易生男宝宝，而吃巧克力等甜食有助生女宝宝。

他们对动物做了一项实验，结果显示，食用含糖高的食物后，产下的幼崽中，雌性比较多；而血糖趋于平衡的状态下，雌雄幼崽各占一半。这项实验的结果同样适用于人类。研究者指出，因为宝宝的性别是由染色体决定的，而男性的饮食会使X与Y染色体的比例发生变化。另外，不同的食物还会影响子宫环境，从而使其更适合携带X或Y染色体的精子生存。

需要指出的是，巧克力虽然能够让你心情愉悦、产生快感，这种良好的情绪有利于胎宝宝的生长发育。但是也不能多吃，因为它含的热量比较高，会使准妈咪变胖，从而增加妊娠高血压疾病、妊娠糖尿病等风险，所以要适量食用。

碱性身体状态

如果你们非常想孕育一个小王子，那么准妈咪可以多吃碱性食物，把身体调理为碱性状态，这样可以增加生男宝宝的概率。所谓碱性食物并不是指食物的味道，而是指食物经过消化吸收和代谢后产生的阳离子如钾、钠、钙、镁较多的食物。因为碱性的身体状态有利于Y精子的存活，而Y精子正是生男宝宝的决定因素。

高热量食物

如果女性在受孕前经常食用热量高的食物，有助于日后生男宝宝；而经常吃些蔬菜和水果等热量低食物的妈咪，生女宝宝的比例更高。前面提到的牛津大学与埃克塞特大学的研究报告中提到，他们对英国的850位首次怀孕的准妈咪进行了调查，请这些妈咪们提供怀孕前以及怀孕初期的饮食记录。结果发现，在受孕前和初期经常摄取热量高食物的准妈咪中，有43%的妈咪分娩的是女宝宝，而在日常的饮食中，以热量较低食品为主的准妈咪生女宝宝所占的概率高达55%。

除此之外，孕前经常吃香蕉和含钾、钙和维生素多的食物也会提高生男宝宝的概率。科学家解释说，这些营养物质会提高妈咪体内的葡萄糖水平，这可能对Y精子的存活更有帮助。

胎宝宝的性别虽然和自身体质有一定关系，但并不是决定因素，还有很多包括身体内环境的酸碱性、精子的质量、夫妻二人的年龄及情绪，以及生活环境等因素的作用。因此，吃蛤蚧有助于生男宝宝的观点还有待考证，不能完全地依赖它。

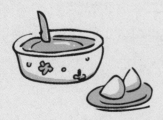

第四章

饮食红绿灯——饮食细节助你好"孕"

孕育宝宝食疗养精五大秘方

以形补形未必"性福"

提升"孕力"先要吃得滋润

阻挡好"孕"的食物"杀手"

十种食物提高"性福"指数

叶酸补多了，月经会紊乱吗

备孕期怎样补叶酸才靠谱

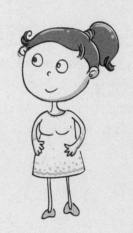

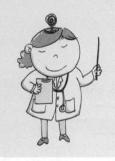

渴望做爸爸、妈咪的你们，一定恨不得把自己最好的精子和卵子拿来孕育自己的宝宝，特别是爸爸，甚至不惜用药物来养精，其实食补就可以做到这一切，快来试试吧！

孕育宝宝食疗养精五大秘方

前面已经讲过，精子的质量决定着宝宝的健康状况。可是目前来看，不良的生活习惯和饮食习惯却使准爸爸的精子质量逐渐下滑。

为此，你一定渴望寻找到什么神奇秘方可以帮准爸爸保护精子吧，甚至尝试用药物来提高精子质量。但俗话说是药三分毒，所以还是尽量不要依赖药物。别急，我们可以采用食补的方法代替药物呀。

下面的内容，可是世界公认的提高准爸爸精子质量的五大秘方哦，你也快拉老公来试试吧！

★ 富含蛋白质与精氨酸的食物

精液生成的主要来源就是蛋白质，所以你要督促准爸爸们多吃一些富含优质蛋白质的食物，比如牛羊肉、瘦肉、狗肉、猪脊髓、蛋类、鸡、鸭、鱼、虾、豆制品等。除此以外，含有精氨酸的食物也是不可缺少的，因为精氨酸同样是生成精子的主要原材料，若是准爸爸缺乏精氨酸，就很容易出现少精症，这对"造人"计划是非常不利的。所以，你一定要让准爸爸多吃一些富含精氨酸的食物，比如黑鱼、鳝鱼、海参、豆制品、瘦肉、蹄筋等。下面就为备孕爸爸们推荐几款食疗方。

姜附烧狗肉

原料：熟附片30克，狗肉1000克，生姜150克，大蒜、葱各适量。

做法：

● 将狗肉洗干净，切成小块；

● 将姜煨熟备用；

● 将熟附片放入砂锅中，熬煎2小时，之后把狗肉、大蒜、生姜一同放入，加入适量清水，炖煮至肉烂即成。

功效：补益肾阳。尤其适用于患有阳痿、夜间小便多、畏寒、四肢冰冷等阳虚症的男性。

鱼鳔炖猪蹄

原料：鱼鳔15克，猪蹄1只，葱、姜、酒、精盐各适量。

做法：

将鱼鳔和猪蹄洗干净，把猪蹄切成块，和鱼鳔一同放入砂锅中，加入适量水，再加入葱、姜、酒、精盐，炖至猪蹄酥烂，就可以食用了。

功效：补肾益精、滋养筋骨。

首乌煨鸡

原料：三黄母鸡一只，何首乌50克，生姜片、料酒、精盐、麻油各适量。

做法：

• 把活三黄母鸡按日常方法宰杀，去皮、去肠杂；

• 把何首乌研碎，装入纱布袋中，塞入鸡腹内；

• 把鸡放入砂锅中，加水，直至鸡被水淹没，用文火煨至肉熟，取出首乌袋，加入生姜、料酒、精盐、麻油等调料，再用文火炖半小时就可以食用了。

功效：大补肾气，尤其对于治疗阳痿最有效。

豇豆蕹菜炖鸡肉

原料：豇豆150克，蕹菜（即空心菜）150克，鸡1只（约250克～500克），精盐、葱各适量。

做法：

把鸡宰杀并洗干净，切成块，与蕹菜、豇豆一同炖煮至熟，加入精盐、葱等调料，食肉吃菜。

功效：健脾、补肾、利水。适用于脾肾气虚而致水肿、小便白浊、头晕膝酸、神疲乏力、食欲缺乏，且舌苔薄白、脉沉细等。

⭐ 含锌食物

备孕爸爸们想要维持正常的生殖功能，需要很多种的微量元素，其中最主要的就是锌，它可是保证男性精子质量的关键哦！在男性的睾丸、附睾和前列腺中，都含有大量的锌元素，这些锌元素主要是由前列腺分泌的，大多以与蛋白质结合的方式存在，参与男性的正常生殖功能。

如果体内缺乏锌，男性的下丘脑–垂体–性腺轴就会受到严重影响，这样一来，他体内的性腺激素水平就会大大降低，进而导致少精症。不仅如此，由于液化精液的含锌物质必须含有足够的锌，其活性才能发挥正常，所以如果备孕爸爸体内缺乏锌，精液就会迟迟得不到液化，严重的话还会导致不育。所以，一定要督促备孕爸爸多吃含锌食物，比如贝壳类动物，尤其是牡蛎，含锌最多，可以让备孕爸爸多吃一些。

推荐食疗方：排骨稀饭

原料：大米250克，排骨500克，卷心菜1/4颗，香菇10来朵，海蛎干20粒左右，胡萝卜1根，葱、姜、植物油、精盐、鸡精各适量。

做法：

● 把卷心菜、胡萝卜、葱、姜切成丝备用，大米淘洗干净，排骨洗净焯水，香菇泡发后撕成小片；

● 海蛎干洗干净，加水浸泡30分钟左右；

● 开火，把植物油倒入锅中，烧至8分热，将葱放进去爆香，把排骨、卷心菜、香菇、海蛎干、胡萝卜丝一同放入锅中，加盐，翻炒两分钟；

● 加入大米、鸡精，翻炒1分钟，倒入适量的水，调好味道后倒入高压锅内，盖好盖子，跟平时我们煮粥一样地煮；

● 开锅以后，加入葱花，就可以食用了。

功效：牡蛎一直以来就被称为"海牛奶"，既能补钙又能补锌，可谓是补益上品。这个排骨稀饭荤素搭配，有肉有菜，不仅能帮备孕爸爸们补锌，还能补充其他多种营养物质。

⭐ 富含性激素的食物

想要给备孕爸爸们补精子，就不能忽略了性功能的增强。所以，在日常生活中，你不妨让备孕爸爸们多食用一些含有性激素的食物，比如猪肾、羊肾、狗睾丸、牛鞭、鸡肝等，这些食物都含有丰富的性激素，既能促进精原细胞的分裂，又能促进精子的成熟，对备孕爸爸的生精大有益处。

推荐食疗方：杜仲烧猪腰

原料：杜仲15克，猪腰4个。

做法：

● 把杜仲切成长约3厘米、宽约1.5厘米的小段，留待备用；

● 用竹片把猪腰破开，将切好的杜仲片装进猪腰里，外面用湿草纸包裹几层，放进柴炭火中慢慢烧烤，直至烤熟，取出，除去草纸就可以食用了。

功效：壮腰补肾。特别适用于肾虚腰痛以及患有肾炎、肾盂肾炎的男性。

⭐ 富含维生素的食物

给备孕爸爸补充各种维生素也是非常重要的，因为维生素能够给精子提供原料，并促进精子生成，而且还能够保护男性的性器官不受侵害。特别是维生素E，能够有效地防止准爸爸的性器官老化，促进输精小管再生，增强精子活力，是备孕期的准爸爸必不可少的营养元素。维生素含量高的食物，自然就要数各类蔬菜水果了！

推荐食疗方：韭菜炒鸡蛋

原料：新鲜韭菜100克，鸡蛋3只，植物油、精盐各适量。

做法：

将韭菜洗净切碎，鸡蛋去壳打入碗中，将两者混合搅拌均匀，用植物油、精盐炒熟，佐食服用。

功效：韭菜不仅富含维生素，而且还是名副其实的"壮阳草"，对帮助备孕爸爸增强性功能、生成精子大有益处。此方可以很好地温中养血、温肾暖腰膝。但是由于韭菜不易消化，所以一次不要吃太多。

⭐ 含硒食物

对于备孕爸爸来说，硒这一元素同锌一样，也是必不可少的。如果男性缺硒，也会导致精子稀少、睾丸萎缩等症状。所以，你一定要督促准爸爸多吃一些含硒丰富的食物，比如海产品、动物肝脏、蛋类、坚果类、紫薯、蘑菇、鱼、虾等。下面推荐几款食疗方：

醉虾

原料：虾600克，绍酒适量

做法：

● 把虾洗干净，剪掉头；

● 将虾与绍酒一起煮两分钟，根据准爸爸的口味喜好，可以适当加入调味品，浸泡1个小时就可以食用了！

功效：虾营养价值丰富，富含微量元素和氨基酸，还含有荷尔蒙，具有非常好的补肾壮阳功效。此方对于男性的肾虚、阳痿、性功能减退等症状都有很好的功效。

松花淡菜粥

原料：淡菜50克，皮蛋1个，粳米、精盐、味精各适量。

做法：

将淡菜、皮蛋和粳米放入锅中，加水煮成粥，加入精盐、味精调味后即可食用。

功效：淡菜中含有丰富的硒元素，而且还含有大量蛋白质、碘、B族维生素以及锌、铁、钙等微量元素，具有很好的温肾固精、益气补虚的功效。此方能够帮助备孕爸爸们补益肝肾，益精血，增强性功能。

生炒鳝片

原料：黄鳝两条（大约250克），大葱50克，植物油、料酒、姜汁、酱油、精盐、蒜、姜、味精、葱花、麻油各适量。

做法：

● 把黄鳝宰杀取肉，用开水淋冲，切成片，加入料酒、姜汁、酱油，腌渍20分钟；

● 热锅放适量油，把蒜、姜放入锅中煸香，放入腌渍好的黄鳝片，炒透，加水煮熟，再加入盐、味精调味，等入味以后，撒上葱花、淋上麻油，就可以食用了！

功效：黄鳝含有丰富的硒元素，而且营养丰富，能够很好地帮准爸爸们增强性欲，壮阳生精。

以上就是关于养精的五大秘方，你赶紧收藏了吧，并按照秘方帮助老公调整饮食食谱吧！

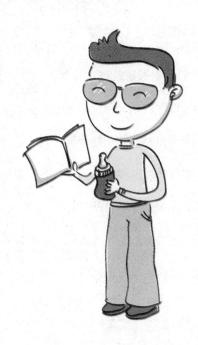

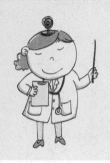

老祖宗说"以形补形"，你信吗？你可能会说，这老祖宗的话怎么能不信呢？可心里又没底儿，毕竟千百年过去了，多多少少总是会有些变化吧。你一定这样矛盾着，就让我们一起来探讨一下这个话题吧。

以形补形未必"性福"

我们的老祖宗经过千百年的实践，总结出了许多具有智慧的食疗方法，"以形补形"就是其中一条。通俗点讲，就是"吃啥补啥"，这在我们的日常生活中非常多见：吃动物肝脏补血，吃猪腰补肾，吃骨头补骨头，吃鱼脑子变聪明，吃动物眼睛明目……于是乎，想改善性功能的人们就想到了吃动物鞭。

但吃动物鞭真的有用吗？答案是否定的。所以，如果备孕爸爸的性功能有障碍，最关键的是找准病根儿，千万不要想当然地一"补"了之，否则，不但无效，反而可能加重病情。

★ 被误解的动物鞭

日常生活中，很多准爸爸都喜欢用动物鞭泡酒、炖汤喝，希望以此来增强性功能，但这对于男性的性功能障碍能起多大作用呢？

事实上，动物鞭确实具有一定程度的补益作用，但这种补益作用是由动物鞭本身含有的氨基酸、蛋白质及微量元素等营养物质所带来的，对于改变男性性功能却并不怎么见效。也许很多人会说："这怎么可能？这些器官里肯定含有很多雄性激素，能够很好地改善性功能！"你说的没错，这些器官里的确含有很多雄性激素，但很遗憾的是，在泡酒或炖煮的过程中，这些激素就都被破坏掉了，所以这些激素根本不可能进入男性的体内，更无法发挥什么改善性功能的作用。换句话说，吃进体内的动物鞭，跟平时吃的其他食物并没有什么不同，并不比其他食物多什么特别作用。

男性出现性功能障碍的原因虽然比较复杂，但也要努力找出病根。也许刚开始的时候，只是因为过度劳累才导致性功能障碍，但他的自尊心和自信心却可能会因此而受到影响，从而变成了心理性功能障碍，这样一来，心理障碍和生理障碍相互影响，自然就会使病情越来越重。如果备孕爸爸是这种情况的话，在接受正规治疗的同时，再采用食补，就会取得非常好的效果。

⭐ 进补先要看体质

除了动物鞭，羊肉、狗肉等肉类也是我们普遍认为的具有改善性功能作用的食物，特别是在冬天吃这类食物，不仅可以改善身体状况，还能够提高"爱爱"的质量，可谓是一举两得。

从中医上来看，这些食物都属于温性食物。如果备孕爸爸是由于肾阳虚而导致的性功能障碍，从表面来看，就是经常腰膝酸软、周身乏力，吃这类食物的确有很大的好处。但是，如果准爸爸是因为湿热下注而引起的性功能障碍，吃羊肉、狗肉反而会弄巧成拙，起到相反的效果。

你可能会觉得这很不可思议，但其实很好理解。中医认为，男性宗筋属胆经，如果湿热阻于胆经，气血就无法输布，就会导致"宗筋弛纵"，从而导致性功能发生障碍。这时，还会出现阴囊潮湿、小便发黄的症状。由于羊肉、狗肉都是温热性的，所以用这些肉类来补肾壮阳，必然会"雪上加霜"，越吃湿热越重，性功能障碍越严重。

看到这里，你可能要产生一个疑问了：是什么导致男性体内湿热阻滞的呢？这是因为随着生活水平的提高，如今几乎每顿饭都大鱼大肉，再加上很多男性酗酒嗜辣，运动又较少，导致代谢废物堆积在身体里所造成的。只要让准爸爸改变生活方式和饮食习惯，同时加强体育锻炼，就能够有效地祛除湿热，改善性功能。

此外，如果准爸爸同时存有盗汗、烦躁等症状，就说明是肾阴虚，也不适合吃温热的食物，可以选择六味地黄丸、山药等进补。

很多超过30岁的男性，尤其是40岁以后的，往往感觉身体大不如从前了，连"爱爱"的欲望也不如以前强烈了。这一方面是由于生活、工作压力太大，劳累过度；另一方面则是由于40岁以后，准爸爸体内的雄性激素分泌下降，从而导致性欲和性能力大不如从前。

不过，超过40岁的男性出现性功能障碍，并不能都认为是自然现象。很多情况下，这是准爸爸身体某些器官出现问题的警告信号，比如心血管病，一开始往往就表现为性功能障碍。研究发现，男性在患上心血管病以后，50%以上的人勃起功能都会出现不同程度的障碍。两年以后，勃起功能存在障碍的患者死亡率为11.3%，没有勃起功能障碍的患者的死亡率仅为5.6%。可见，男性若是勃起功能存在障碍，也可能是心血管疾病的早期警告信号。

所以，如果男性出现性功能障碍，你一定要让他尽快去医院确诊病因，以便对症治疗，千万不要想当然地自诊自治。自作聪明地"以形补形"很可能会适得其反哦。

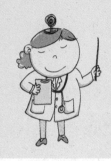

你会不会觉得孕育宝宝就像培养一棵小树苗？从优质的树苗到肥沃的土壤，都非常重要，可是充足的阳光和水分也是必不可少的。这阳光和水分就像是你日常生活中的饮食，所以赶紧吃起来吧！

提升"孕力"先要吃得滋润

正在准备孕育宝宝的你，不要总是一味地苛求一颗优质的"种子"，难道你看不到肥沃的土壤、充足的阳光和水分对种子的重要性吗？离开了肥沃的土壤、水分的滋润，还有和煦阳光的照射，再优质的种子又有什么用呢？这土壤、阳光和水分像不像是你平日里的一日三餐？而"种子"也可以通过这三餐来调理到你所希望的样子！所以孕育宝宝，你先要吃得滋润！

★ 要想种子优良，多吃补肾食物

从中医的角度来看，卵子与精子是否优秀取决于肾，肾脏健康，卵子和精子就优秀，反之，就会存在很多健康隐患。你只有先保养好自己的肾精，才能够获得优质的"种子"，这样就能够从源头上降低流产、先天不足、胎停育等问题的发生率了。

如果肾精不足，你会常常感到腰冷、腰酸，还会有白发、脱发、健忘、闭经或经血过少等症状。备孕妈咪们快来检查一下自己，看看是否有这些情况存在吧！如果有，你可要赶紧把下面这些补肾的食物记下来哦！

山药

又叫做薯蓣。自古以来，就被用作补肾的药食两用佳品，不管是我们熟知的补肾名方"六味地黄丸"，还是医圣张仲景的补虚名方"薯蓣丸"，山药都是其中的"龙头老大"。此外，山药对于肺和脾也有一定的补益效果。备孕妈咪既可以在孕前服用，也可以在孕期内服用，孕期服用还具有很好的养胎功效呢！

山药的做法有很多，煎、炒、烹、炖都可以，你完全可以按照自己的喜好来做，想怎么吃就怎么吃。不过，也不要吃太多，每天50克～200克就足够了。

核桃

核桃具有非常好的补肾精的功效。核桃仁能补脑，如果从年轻的时候就坚持吃核桃，到了年老的时候，头发、牙齿、眼睛往往都会比不吃核桃的人好很多，这在一定程度上证明了核桃具有补养肾精、延缓衰老的功效。

所以，备孕妈咪从现在就开始多吃核桃吧，等到怀孕的时候也不要放松，这样一来，你生下来的宝宝就会更加聪明，你自己的身体也会更容易恢复。

枸杞

一提中药，我们首先想到的就是它的苦味，但枸杞却截然相反，它可是一味比较好吃的中药呢！最关键的是，它不仅"色香味俱全"，而且具有比较强大的补肾精功效。鼎鼎大名的补肾益精名方"五子衍宗丸"中，它可是必不可少的一"子"呢！

备孕妈咪吃枸杞的时候，一定要注意把握量，一天吃一小把就够了。另外，最好不要泡水喝，要像吃葡萄干一样嚼着吃。

豆类及禽蛋

各种豆类和禽蛋的物质构成相似，经常食用它们能够为你体内肾精和卵子的生成提供充足的物质储备，增强身体产生肾精和卵子的能力。特别是鸡蛋，中医认为，鸡蛋分红白，也分清和黄，这些都不能一概而论。红皮蛋更偏重于补血，白皮蛋则偏重于补气；蛋清偏重于补阳，蛋黄则偏重于滋阴。所以，补肾最好选择红皮蛋的蛋黄，而且吃的时候最好溏心儿些，不要做得太老。至于怎么吃，就看你喜欢了！

甲鱼

中医认为，甲鱼性平偏温，每个月吃一次，其滋阴补肾的功效就会非常明显。在你的身体不断享受甲鱼的滋补时，你的体内也会不断地储存适当的肾精，这对备孕妈咪来说，实在是令人欣喜的事情！

甲鱼煲汤，第一次一定要保证时间较短，这样才能保持鲜嫩，吃到味道；第二次就要连同甲鱼的背甲一起炖，而且要用小火慢炖，这样一来，甲鱼内滋阴润燥的成分就会被熬制出来，有利于你的身体多重吸收，从而起到多重滋养的功效。

★ 肥沃的"土壤"需吃健脾胃食物

有了优质的种子，自然还得拥有肥沃的土壤，否则再好的种子也会因为缺乏营养而发育不良。在我们的身体里，脾胃就相当于土地，我们身体的所有能量都来自于这片土地：脾胃通过消化、吸收等功能，把食物里的能量转为身体所需的能量储存起来，以供身体所需。正是因此，宝宝在妈咪肚子里的发育，就跟脾胃这片土地有了密切的关系，如果妈咪的脾胃不好，脾胃所提供的能量就无法满足自身和宝宝的需求，这会严重影响宝宝的健康发育，甚至会导致流产。

你是不是已经急着要吃这些健脾胃的食物了？那么，我们就开始吧！

莲子

莲子具有补益脾胃的功效。虽然和人参、黄芪比起来，莲子的功效就如"小巫见大巫"，但它也有自己的长处——它的功效会比较持久。只要你能够坚持服用一段时间就会发现，其补益脾胃的效果是非常好的！

需要提醒备孕妈咪们的是，最好选择那种带心的、略苦的莲子食用，效果会更好。此外，由于莲子本身也属于中药，性苦寒，所以在你补益脾胃的同时，它还能够帮你预防上火！

备孕妈咪们最好用莲子熬粥喝。

老陈醋

脾胃是非常娇嫩的脏器，所以就算它们虚了，也得以温和的方式补益，而且要调补适量，食量适当，否则，若是大补或者增加食量，就会影响食物的消化和吸收。而老陈醋就能帮你解决这一大难题，它具有非常好的帮助脾胃消化的功效，让你的身体顺利地获得食物中的能量，进而补益身体和脾胃自身。

选择老陈醋的时候，备孕妈咪们一定要选择那种年头长的，因为年头越长的老陈醋越醇和，帮助脾胃消化的功效也越好！

牛肉

牛肉是现在很多运动员的主餐。看看他们肌肉发达的身体，再想想平常人根本接受不了的训练强度，你就知道常吃牛肉的好处了！

中医认为，牛肉，特别是炖得很烂的牛肉，具有非常好的强壮脾胃的功效，所以备孕妈咪们可以适当吃一些牛肉。

二米粥

中医认为，大米可以补胃阴，小米能够补脾气。如果把这两种米混合在一起煮粥，那就相当于中医的煎药，能够把这两种米中的精华全部变成粥，这样一来，毫无疑问，这种"二米粥"就具有脾气胃阴双补的功效了！

备孕妈咪在熬粥的时候，还可以加入适量的百合、桂圆肉、芝麻等食品，它们也都具有非常好的滋润功效。当然，加多少就要看你个人的喜好了！

西洋参

西洋参，顾名思义，就是来自西方。没错！它们就是从美国和加拿大漂洋过海来的。和我们的"国产人参"比起来，西洋参补益脾胃的功效稍弱一些，但它性质温和，不容易上火，而且具有一定的凉性。如果你能够经常在嘴里含几片，它的有效成分就会慢慢作用于你的脾胃，久而久之，你就会感觉自己食欲开始增加，消化吸收功能也有了明显改善，这都是西洋参的功效！

⭐ 充足的水分，充足的体液

胎宝宝的一切营养都是通过妈咪的血液等液体获得的。中医上常说"血养胎"，这话一点不假。如果妈咪的体液不足，羊水就会减少，脐带血液中的能量供应也会随之减少，这样，宝宝的生长自然就会受到影响。

而想要获得充足的体液，妈咪就要先养阴：

鲍鱼

古往今来，鲍鱼一直被认为是最好的补阴食品，它性略偏温，具有很好的滋阴润燥功效。在古代，皇宫里的很多高级药丸就是用鲍鱼汁调配的，其效果可见一斑。而且鲍鱼跟人参、鹿茸不同，没有火性，属于清补类食材，不会给你带来上火的困扰。

百合

如今，鲜百合越来越受到人们的喜爱，越来越多见于餐桌。其实，它不仅美味，还具有非常好的补益肺肾的功效。而肺和肾，就分别相当于天和地，肺阴足了，就能够"下雨"来滋润肾，肾阴足了，就能够"蒸发地表水"来补充肺阴。所以，作为一种具有两重养阴功效的食品，百合非常值得女性在孕前和孕期食用！

乌鸡

古时候，乌鸡可是皇后和妃子们偏爱的补药呢，它具有非常好的补血养阴功效，能够调经、润肤、抗衰老，正是女性孕前和孕期给身体储备血液和体液的最佳补品！用它来煲汤，是个很不错选择哦！

乌梅代茶饮

中医常说"酸甘化阴而生津"，体现在日常生活中，就是当你想起酸的东西时，口里会生出很多口水，一旦吃起来，那效果就更明显了！

备孕妈咪可以用乌梅泡茶喝，每天2颗，可以稍加冰糖，代茶饮用，就能促进喝进去的液体转化成体液！

⭐ 温阳暖宫食物

如果备孕妈咪体内阳气不足，子宫就得不到足够的温煦，无法给胎宝宝提供一个温度适宜的环境，这样宝宝就很难继续发育下去。这也是宫寒型不孕不育症的由来。如果你的宫寒程度不是很严重，宝宝往往会发育一段时间后再停止发育，这时候他虽然已经发育成胎宝宝了，却无法再继续生长。

所以，备孕妈咪要抓紧时间温阳，好给宝宝提供一个"阳光"充足的生长环境！

羊肉

羊肉具有很好的补充阳气的功效，备孕妈咪平时多吃羊肉，体内的阳气就会自然充沛起来。而且羊肉属于温性食物，而非热性，不会引起上火，实在是非常好的温阳食物。

姜

生姜属温性。在吃饭前，用姜片冲一杯热水，趁热喝下去，可以很好地化解食物中的寒凉，同时热水和生姜所提供的热量，还能够帮你温煦体内的阳气！

看，孕育宝宝就像栽种树苗！为了给予树苗生长所需要的一切，先让你自己从吃开始吧，而且还要让自己吃得滋润，才能提升你的"孕力"！

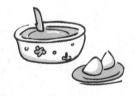

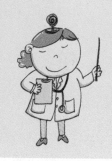

经过前面对各种备孕食物的介绍，你一定越来越相信舌尖上的"好孕"了，不过不要掉以轻心，仍有潜伏在你身边的食物"杀手"！

阻挡好"孕"的食物杀手

自从你准备做妈咪开始，每天和各种食物打交道的时候，你一定会在心里默默将每种食物分类，这类是好的，一定要多吃，那类是不好的，要少吃或不吃。因为孕育一个最健康的宝宝，是你现阶段的首要任务，所以凡是会影响到宝宝健康，甚至会造成不孕的食物，都是"杀手"。下面我们来认识一下潜伏于我们身边的、阻挡你好孕的"杀手"。

⭐ 咖啡

你是不是经常喝咖啡？或许你还很依赖。可是，看看下面的研究成果吧。美国科研人员曾对104位备孕妈咪进行研究，结果显示，在这104位备孕妈咪中，每天至少喝一杯咖啡的人，其怀孕的可能性只是不喝咖啡的人50%。因此，他们得出结论，咖啡能够直接影响受孕。所以，你还是赶紧狠心戒掉咖啡吧！别伤心，只是暂时的，等你以后生完宝宝并结束母乳喂养以后，还可以继续你的咖啡人生。

⭐ 酒精

这个杀手你一定不陌生。大多数女性都明白酒精的危害。

如果备孕爸爸长期喝酒，酒的主要成分乙醇就会促使备孕爸爸身体里的儿茶酚胺浓度增高，血管痉挛，迫使睾丸无法正常发育，甚至使睾丸萎缩，这样备孕爸爸的生精功能就会受到影响，发生结构上的改变，久而久之，睾酮等雄性激素的分泌就会减少。在这种情况下，准爸爸很可能会不育，就算能够生育，宝宝畸形的可能性也非常大。

如果备孕妈咪喝酒，可能引起月经不调、闭经、停止排卵、无性欲、卵子生成变异等症状，同样会对"造人"计划造成严重影响。

⭐ 啤酒

需要注意的是，啤酒虽然酒精含量没有白酒高，但也会伤害男性的肾脏。如果你不知道老公的肾脏是不是健康，最好让他去医院检查一下。如果你已经确定老公的肾脏存在问题，可他又总是毫无节制地喝啤酒，那你们就要警惕起来了，因为这会使他体内的尿酸沉积，容易导致肾小管阻塞，从而造成肾脏衰竭。而肾脏的好坏可是关系到准爸爸的"精"力哦！

如果在医院检查时，发现老公的肾脏存在问题，这就说明他的肾功能早就受到较大程度的损坏了。所以，千万不要等到这时候才后悔，一定要在日常生活中多提醒他要保护好自己的肾脏，保护"精"力！

⭐ 向日葵籽

这个杀手潜伏得比较深，我们把它挖出来重新认识一下吧。它的"杀人武器"主要存在于蛋白质部分里，这里面含有一种能够抑制睾丸的成分，会让备孕爸爸的睾丸萎缩，从而影响正常的生育功能。所以，备孕期的爸爸们千万不要贪一时"口舌之快"而吃太多向日葵籽哦！

⭐ 奶茶

我们平时喝的奶茶大多是用奶精、香精、色素、木薯粉（指奶茶中的珍珠）及自来水制成。其中，奶精的主要成分是氢化植物油，这是一种反式脂肪酸，能够减少准爸爸体内激素分泌，严重抑制精子的活跃性，甚至会使精子在身体内的反应过程中断。

需要提醒你的是，我们平时吃的薄脆饼、油酥饼、大薄煎饼、饼干、炸薯条、炸面包圈、油炸干吃面、巧克力、色拉酱、奶油蛋糕、马铃薯片等食物中，都含有一定量的反式脂肪酸，所以，你一定要注意监督准爸爸，让他尽量少吃或不吃这类食物，

⭐ 大蒜

吃太多大蒜，不仅会克伐身体的正气，还会杀灭备孕爸爸体内的精子呢！所以，在备孕的这段时间里，千万不要让备孕爸爸吃太多大蒜哦！

★ 炸鸡和烧烤类食物

如果你的老公爱吃西式快餐、夏天爱吃烧烤，那你就要注意了！油炸和烧烤的淀粉类食物中含有一种叫做丙烯酰胺的致癌物质，这种物质不仅有损健康，还能够使准爸爸的精子减少、活动能力降低。而且烤牛羊肉时如果没有完全熟透，里面会隐藏着寄生虫——弓形虫，孕妈咪感染弓形虫可导致胎宝宝畸形。

总之，你一定要留心你身边潜伏的"杀手"，因为这关系到你的好"孕"计划哟！

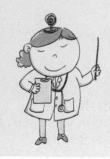

什么提高"性福"的食物？那不是催情食物吗？中国古代劳动人民有很多智慧，总结了那么多的催情食物出来。我们还是可以取其精华，弃其糟粕而用之的。

十种食物提高"性福"指数

一说到"性福"的缔造者，也许你首先想到的是那些昂贵的药材。其实，中国历代劳动人民早就用自己的智慧，总结了许多适合老百姓的平价食物，其食补的效果也不输于那些药材。

大家都知道，肾是我们身体的根本，位于身体腰部的位置，与性功能有十分密切的联系。所以，一旦出现腰疼或"爱爱"不够频繁，很多人就想当然地认为自己肾虚，就会买一些鹿茸之类的大补品自行进补。其实，这样做很容易产生副作用。

那该怎么办呢？其实食物就是最好的"性福加速剂"。下面就让我们一起来看看能帮你提高"性福"指数的食物排行榜吧！

⭐ 最甜：蜂蜜

我们都知道蜂蜜能够防治皮肤干燥，其实它还有另外一个强大功能——增强人体性功能。蜂蜜中含有的生殖腺内分泌素，能够在很大程度上提高性腺的活跃性。而且，蜂蜜能够轻易地被血液吸收，对于精液的形成很有好处。特别要指出的是，蜂王浆中含有一种叫做天门冬氨酸的物质，这种物质可以促进发育，提高性功能，刺激生殖能力，具有很好的"助性"功效。

⭐ 最辣：大葱

大葱含有多种植物激素和维生素，能够促使你身体内的激素正常分泌，从而起到壮阳补阴的作用。

⭐ 最丰富：果仁

几乎所有果仁，比如核桃仁、杏仁、芝麻、花生、松子仁等，都含有丰富的维生素B、维生素E和蛋白质，而且其中所含有的矿物质要比其他食物高很多，这些物质都是非常好的催情剂，能够有效地激发性欲，引发性冲动。

⭐ 最专业：海藻

甲状腺严重影响着性冲动和性刺激。如果甲状腺活力过低，性冲动和性欲就会随之大大降低。而海藻中含有丰富的碘，能够促进备孕爸爸和备孕妈咪的甲状腺活力，提高性欲。

⭐ 最Man：生蚝

生蚝是一种传统的滋补品。《本草纲目》中就曾记载："生蚝，治虚损，壮阳，解毒，补男女气血，令肌肤细嫩，防衰老。"生蚝的主要成分是糖原，这种物质能够迅速补充缺失的能量，让你在最短时间内恢复体力，同时还能够提高机体免疫力。此外，生蚝中还含有丰富的维生素、蛋白质、胆固醇以及微量元素锌。尤其是锌，是被科学家认证的催情物质，能够制造雄性激素，有效地保证精子质量。

⭐ 最浓：印度咖喱

香料是天然的催情剂，就连热播的电视剧《甄嬛传》里的安陵容，也是通过调配使用香料来固宠。

香料的品种繁多，比如：胡荽能够令人陶醉；辣椒可以刺激身体，促使气血循环通畅；芥末则可以刺激性腺，等等。其中，印度咖喱算得上是首选了，它是由胡荽、芥末、红椒、黄姜粉、茴香、丁香、肉桂、豆蔻、里叶等十多种香料调配而成，催情效果最好。

⭐ 最红：番茄

番茄原产于墨西哥，被欧洲探险家带到欧洲以后，被人认为是具有催情作用的禁果。而在美国，人们更是一直把番茄当做催情剂，甚至禁止传教士食用。那么，番茄到底有没有催情作用呢？答案是YES。

番茄中含有大量维生素A，维生素A可以促进蛋白质生成。如果身体里缺少了维生素A，男性的睾丸组织生成精母细胞的过程就会受到影响，从而使性活力和性欲降低。

番茄中的番茄红素具有比较强的抗氧化功能，可以将损害精子的自由基"扫地出门"，促使男性的机体代谢，从而间接地提高男性的性功能。而且，番茄红素还能够防止前列腺发生病变，从而延缓男性的性衰老。

可见，番茄的确是名副其实的"催情果"。营养专家表示，一周吃3～4次就能起到很好的保健作用，而且熟吃比生成的效果要好很多，不过，也不能用高温大火猛煮，否则很容易造成营养流失。

⭐ 最硬：核桃

核桃具有很好的补肾功效，每天吃2～4个核桃，就能够有效地健肾补血，延缓衰老，同时还能够辅助治疗肾结石、尿路结石。

⭐ 最圆：西瓜

在所有水果中，西瓜是果汁含量最丰富的一种，其水分含量高达96%以上。西瓜汁中含有大量蛋白质、苹果酸、精氨酸、谷氨酸、果糖、葡萄糖、枸杞碱、胡萝卜素、维生素A、维生素B、维生素C以及矿物质钙、磷、铁等，这些营养物质不仅容易被人体吸收，而且都对人体大有益处。

⭐ 最形象：梨

梨树被阿兹台克人称为"睾丸树"。这并不是没有道理的。因为梨内含有极其丰富的叶酸，可以促进蛋白质的代谢，从而给人体提供足够的能量。此外，梨内还含有一种可以增加雄性激素的物质——维生素B_6，以及可以调整准孕妈咪甲状腺的钾元素，这两种物质都能够有效促进备孕妈咪和备孕爸爸的性欲。

生活中随处可见的各种食物，总是会在不经意间带给你意外之喜，学会辨别与归纳，你也会发现更多让你"性福"指数飙升的好食材！

要备孕总得有所准备，补叶酸就是其中不可或缺的环节。可是这补叶酸也是有讲究的，什么时候开始补，补到什么时候，补多少，通通都是问题。

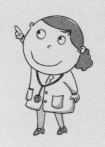

叶酸补多了，月经会紊乱吗

在你"造人计划"实施之初就一定被过来人或专业人士教导过，一定要补叶酸！因为叶酸在预防宝宝神经管畸形方面，有相当重要的作用。

⭐ 叶酸的重要性

叶酸是一种水溶性B族维生素，当你成功受孕、成为孕妈咪以后，你的身体对叶酸的需求量要比普通人高4倍。

特别是怀孕初期，此时正处于胎盘形成和宝宝器官系统分化的关键时期，细胞生长、分裂非常旺盛。如果这时候你体内的叶酸缺乏，无法满足怀孕的正常所需，就容易导致宝宝畸形，比如神经管畸形，造成无脑儿、脊柱裂等。另外，还可能导致流产。

到了怀孕的中晚期，宝宝的生长以及妈咪血容量、乳房、胎盘的发育等，需要越来越多的叶酸。如果备孕妈咪补充叶酸不足，就会导致妈咪胎盘早剥、巨幼红细胞性贫血、妊娠高血压综合征等，导致宝宝宫内发育迟缓、早产和出生时体重偏低等，而且这种情况会伴随宝宝一生，使宝宝出生后的生长发育和智力发育都比普通宝宝迟缓很多。

正因为叶酸的重要性，所以提倡妈咪要及时补充适量的叶酸。可叶酸补上了，宝宝却迟迟不肯到来，那叶酸还要一直补下去吗？补得太多太久，会不会引起什么副作用？很多人说叶酸补多了，会导致月经紊乱。事实真的如此吗？

⭐ 叶酸与月经无直接关系

其实，叶酸与月经并没有什么直接的关系。也就是说，叶酸不会对月经产生直接的影响，自然也就不会直接引起月经不调。

叶酸是我们的身体所必需的一种营养物质。在我们的日常饮食中，叶酸是广泛存在的，也就是说，你每天吃的食物中，很多都含有叶酸。

如果非要在叶酸和月经之间找出点什么关系的话，的确可以找到一点"八竿子才能打得着"的关系：叶酸会影响人体的造血功能，如果你的体内缺乏叶酸，就可能导致巨幼红细胞性贫血，长期如此，就会引起月经不调、月经量减少；如果补充叶酸过多，又会掩盖另一种贫血症，即因维生素B_{12}缺乏而引起的贫血，但是却不能治疗维生素B_{12}的缺乏症，所以会加重这种贫血症状，从而导致月经不调、月经量减少。

但是总的来说，叶酸摄入过多并不会直接引起月经的改变，而且叶酸是水溶性的维生素，如果你补充过头了，多余的叶酸也会经过代谢随尿液排出体外。所以，当你开始为孕育宝宝做准备的时候，就可以放心地、在医生的指导下补充叶酸了，不用再为"大姨妈"会不会受影响而担忧了！

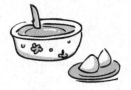

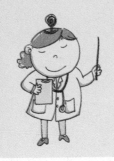

既然补充叶酸是每对备孕父母的必修课，那么补就要补得合理，补得"靠谱"！那怎么补才算是"靠谱"呢？

备孕期怎样补叶酸才靠谱

叶酸的重要性，想必你已经了解的十分全面了，那要怎样合理、靠谱地补到身体里，或许你还有些疑问。希望以下内容可以为你答疑解惑。

★ 孕前3个月就开始补吧

补充叶酸主要是为了预防宝宝神经管畸形，同时也是为了防止准孕妈咪因缺乏叶酸而造成先兆子痫、胎盘早剥的发生率增高。

怀孕的前3个月里，宝宝的神经管正在努力地发育，尤其是在受精卵宝宝诞生后的第3~4周里，宝宝的神经管会完全闭合。如果在这段时间里叶酸补充不足，就可能导致宝宝的神经管无法正常闭合，从而引起脊柱裂、无脑畸形等神经管畸形。而第7~8周是宝宝腭部发育的关键时期，如果叶酸缺乏，就可能导致宝宝唇腭裂。

由此可见，想要让宝宝尽可能地远离神经管畸形，最关键的是怀孕后的第1个月。然而，大多数妈咪都是在怀孕1个月甚至2个月以后，才确定自己怀孕了，这显然已经错过了预防宝宝神经管畸形的最佳时期，这样宝宝就很可能因缺乏叶酸而发育不健全。

所以，在"造人计划"正式实施以前，备孕妈咪就应该开始补充叶酸。一般而言，医生会建议你在实施"造人计划"前3个月开始，一直补充到怀孕3个月为止。

★ 每天要补充多少叶酸

美国公共卫生署在1992年推荐育龄女性每天补充400微克叶酸。美国公共卫生署还特意强调，这400微克叶酸主要来自合成叶酸，即添加叶酸的营养补充剂或强化食品，而不是含叶酸的天然食物。

★ 补充叶酸最佳方案：食补＋服用一定量的叶酸补充剂

很多人说，补充叶酸，食补的效果并不好，因为身体的吸收率不高，所以还应该完全依靠药物来补充叶酸。的确，食物中的叶酸利用率平均仅为50%，而药物的利用率平均为70%，明显高于食补。而且，在高温烹调的时候，食物中的叶酸还会被破坏掉很大一部分，所以单纯靠食补的效果自然远远低于药补。这也是为什么在备孕妈咪计划"造人"的时候，医生往往会建议你服用叶酸补充剂来补充叶酸的原因。

不过，补充叶酸的最佳方案其实是以药补为主，以食补为辅，两者双管齐下，会取得最佳效果。像菠菜、绿菜花等绿色蔬菜，以及蛋类、肉类、黄豆等食物中都含有大量的叶酸，在你服用叶酸补充剂的同时，不妨多吃点这类食物。

在这里，再给备孕妈咪们推荐几款食疗方，帮你提高食欲，有效补充叶酸。

水果沙拉

原料：樱桃5颗，橘子1个，新鲜草莓5个，香蕉1根，沙拉酱适量。

做法：

● 将草莓洗干净，切成两半；

● 将香蕉去皮，切成小块；

● 将橘子去掉外皮，樱桃洗干净，与切好的草莓、香蕉一起放入碗中；

● 将水果拌匀，淋上适量沙拉酱即可。

营养点评：这款水果沙拉算得上是富含叶酸的水果们的集中营了，而且凉拌也大大减少了叶酸的流失，实在是既美味又营养。

肉末炒豌豆

原料：新鲜豌豆100克，猪肉50克，葱、姜、盐、酱油各适量。

做法：

● 将豌豆洗干净，猪肉剁成肉末；

● 待油温热以后，把葱、姜放入锅中煸炒，直到炒出香味；

● 放入肉末，加入适量酱油煸炒；

● 放入豌豆，调味后，用旺火快炒，炒熟即可出锅食用。

营养点评：豌豆算得上是蔬菜中叶酸含量最高的一种了，每100克豌豆中就含有82.6毫克叶酸。旺火快炒能够最大限度地减少豌豆中叶酸和其他维生素的流失。

多味蔬菜丝

原料：胡萝卜50克，卷心菜50克，嫩芹菜茎50克，水发海带50克，青椒25克，盐、醋、香油各适量。

做法：

● 将各种蔬菜洗干净，分别切成丝；

● 将各种蔬菜丝分别用沸水焯熟，捞起后沥干水分，装入盘子里；

● 加入盐、醋、香油，调匀即可。

营养点评：蔬菜中含有大量叶酸。需要提醒妈咪们的是，用沸水焯蔬菜时，一定要注意时间不要过长，否则会使蔬菜中的叶酸和其他维生素流失掉。

麻酱菠菜

原料：菠菜500克，芝麻酱20克，盐适量。

做法：

● 去掉菠菜的根和叶，洗干净后用沸水焯一下，待凉后挤去水分；

● 把焯熟且挤去水分的菠菜切成小段，放入盘子里；

● 往麻酱中加入适量凉开水，慢慢调开，加盐调匀成麻酱汁；

● 把调好的麻酱汁淋在菠菜段上，拌匀。

营养点评：菠菜中含有丰富的β-胡萝卜素、维生素B_6、叶酸、铁和钾等，是补充叶酸和其他营养物质的佳品。

香菇油菜

原料：油菜心250克，鲜香菇100克，鸡汤30毫升，盐、湿淀粉、食用油各适量。

做法：

● 把油菜心洗干净后，用刀在根部划上十字花刀；

● 把炒锅放在火上，倒入适量食用油，烧至六成热，将油菜心放入锅中，炒熟后盛出，把油沥干，整齐地码入盘中；

● 把锅洗干净，将鸡汤倒入锅中，烧开，加入香菇、盐，烧透以后用湿淀粉勾芡，出锅浇在油菜上。

营养点评：油菜中含有丰富的叶酸以及膳食纤维、钙、铁、维生素A等营养素，是备孕妈咪非常好的营养库。

做到以上几点，补充叶酸就算是合理的、"靠谱"的，备孕的爸爸妈咪们这下心中有数了吧。为了你们宝宝的健康，行动起来吧，赶紧将叶酸加入到你们的饮食计划中！

第五章

流产那些事——高龄+白领=流产最佳组合

自然流产：这些原因在捣蛋
流产后也要坐个"小月子"
高龄老公也会增加流产风险
把流产拒之门外的诀窍
计划外宝宝何去何从
人流"三步曲"，步步惊心
预防流产的食疗粥

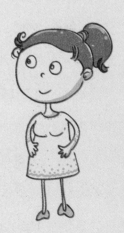

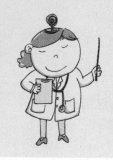

准妈咪常常面对这样的问题：想有，怀不上，即使成功怀孕，"种子"很容易因发育不良而导致流产。对于准妈咪来说，自然流产是哪些原因在捣蛋？让我们来一起找出"真凶"！

自然流产：这些原因在捣蛋

老人们经常苦口婆心地劝诫我们要早点要孩子，更多的时候我们把它当做老人善意的唠叨，并没有放在心上。但是经医学证明，女性的最佳生育黄金期为24~28岁。由此可见，老人的话还是很对的。

然而，随着社会的快速发展，女性的社会压力越来越大，再加上环境污染等各种因素的增加，女性不孕的可能性也大大增加。即使有幸得子，随着各种不利于宝宝发育与母体健康的危险比例的增大，流产率也大大提高，常常让许多盼子心切的妈咪们感到非常惋惜、痛苦、遗憾。

是什么夺走了我们做妈咪的权利？让我们一起来看看，是什么原因在捣蛋！

⭐ 精神因素——隐形"恶魔"在作祟

现在社会，大多数家庭都只有一个宝宝。正因如此，当这个"小天使"姗姗来迟时，我们兴奋不已，但更多的是紧张。我们努力地做好各项准备，生怕因为稍有差池而弄丢了自己的小宝贝，但同时，很多准妈咪却也因此而忽略了"情绪"这两个字。

怀孕后，正常情况下，孕妈咪体内的黄体酮分泌量会增加，黄体酮的作用是刺激免疫细胞生成一种能保护胚胎的物质。但是这个时候，如果准妈咪的情绪过于紧张，压力增大，紧张的情绪会使黄体酮的分泌量下降，导致准妈咪的免疫系统排斥胎宝宝而造成流产。

还有一点准妈咪们也要清楚，那就是紧张的情绪对男性胎宝宝的影响远远大于女性胎宝宝。所以妈咪们一定要小心哦，在怀孕期间一定要保持心情愉快，缓解精神压力，这样小宝贝才会更健康地成长。

⭐ 免疫机能异常——孕育计划的破坏者

妈咪们也可能听说过，很多准妈咪在不知不觉中流产，原因不明。到底是什么夺走了我们的爱？

经过研究发现，一些之前被认为是不明原因的流产，其实与准妈咪们的身体免疫因素有很大关系。免疫机能异常可能是导致反复流产率比较高的原因之一。准妈咪们都知道，受精卵必须在子宫内生长，那么为什么免疫机能异常，可能导致流产呢？用一个形象的比喻来解释，子宫内有某种抗体能够起到"封闭"作用，把胚胎好好地保护起来。如果免疫机能异常，就可能导致这种抗体缺乏，不能有效地保护胚胎，这个时候子宫就会以为这个胚胎是个"坏东西"，于是动用免疫系统对胚胎展开"攻击"，把胚胎当成异物排出了体外，从而造成流产。

所以，在怀孕时一定要夫妻共同去做免疫检查，如果存在免疫问题，则根据具体情况实施免疫调节治疗，让宝宝安全"着陆"。

⭐ 妇科疾病——随处可见的"杀手"

你肯定也曾遭遇妇科疾病的"偷袭"，但是你可能还不清楚，妇科疾病有可能让我们做妈咪的梦想破灭。资料显示，子宫和子宫内膜异常是引起准妈咪习惯性流产的一个重要原因，而子宫肌瘤是其中最可恶的"杀手"之一。

调查显示，患有子宫肌瘤的女性发生自然流产的可能性要比没有患子宫肌瘤的女性高3倍。这听起来是一个很可怕的数据，那么为什么患有子宫肌瘤的女性流产率会如此高呢？这是因为怀孕后子宫腔受到子宫肌瘤的压迫会发生变形，子宫内膜表面也会发生溃疡，这样就会使宝宝发育的环境变得十分恶劣，从而导致流产。

所以，妈咪们在怀孕前一定要做妇科检查，粉碎一切"杀手"，为宝宝提供最安全、最健康的生长环境。

⭐ 内分泌异常——破坏好"孕"计划

很多女性疾病都与内分泌失调有关，但是很少有人知道内分泌异常可能导致不孕，甚至流产。那么，内分泌异常是如何破坏我们的好"孕"计划的？

大家都知道，胎宝宝在妈咪体内是通过胎盘吸收妈咪身体的营养物质的。如果胎盘出现发育不良或者出现其他问题，胎宝宝很可能会因为无法通过胎盘吸收营养而停止生长，从而引起流产。准妈咪们一定很想知道胎盘的健康与内分泌异常有什么关系呢？经医学证明，内分泌异常会严重地影响胎盘的健康，从而影响胎宝宝的发育。

还有一个重要的因素，准妈咪们一定要知道，内分泌异常可能导致黄体（用来分泌雌激素、孕激素的物质）功能不足，而黄体功能不足往往影响蜕膜、胎盘而发生流产；孕激素分泌不足时，会使子宫蜕膜发育不良，从而影响受精卵的发育，引起流产。

所以姐妹们在怀孕时一定要注意保持良好的生活习惯、饮食习惯，遵从医嘱，不要让内分泌失衡破坏我们的好"孕"计划！

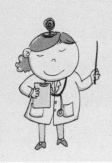

　　有这样一个说法，现代女性在30岁以前基本都会经历一次流产。对于这个说法的真实性我们不去深究，但是它说明了一个问题：流产在现代女性中已经成为一个相当普遍的现象。但是您知道吗？流产后也要坐个"小月子"，这是绝对不容忽视的！

流产后也要坐个"小月子"

　　"流产"对于现代的年轻人来说已经见怪不怪了，很多人认为流产是小手术，不需要坐月子，但是您知道吗？不管是自然分娩还是剖宫产，对于准妈咪来说，经过十月怀胎按部就班地等到瓜熟蒂落，对身体造成的伤害才会降到最低。如果不小心流产或是人为流产，这个时候就相当于强行把胎宝宝从妈咪"这棵树"上摘了下来，这对准妈咪的伤害是非常严重的，所以流产后姐妹们一定要好好坐个"小月子"。

　　流产后的女性，内分泌和子宫机能都会严重失调，这个时候如果不好好坐月子会导致身体越来越差，很可能造成不易受孕、习惯性流产、腰酸背痛、皮肤粗糙、乳房下垂等问题的出现，甚至可能导致患子宫肌瘤、卵巢肿瘤、子宫内膜异位、乳房纤维囊肿、子宫癌或乳癌等疾病的出现。

害怕了吗？恐惧了吗？那么流产后我们究竟该怎么善待自己呢？

⭐ 充分休息，坐好"小月子"

现代生活的快节奏，导致很多姐妹流产后不能得到正常的休息，流产后没几天就拖着虚弱的身体去上班，有些甚至还要出差。流产后没有充足的休息调养，很可能导致不孕的发生。

逸则气滞，导致难产；劳则气衰，导致伤胎流产。所以姐妹们要记住，如果是自然流产，那一定要卧床休息2～3天，之后可以下床活动，慢慢地随着身体的恢复可增加活动时间。自然流产后不要从事过多的体力劳动，注意保暖，避免受寒。

⭐ 注意卫生，保证内外清洁

自然流产后，子宫内膜会受到影响，恢复健康需要一个过程，而且这时候子宫还没有完全闭合，特别敏感，所以姐妹们一定要注意外阴部的卫生清洁。平时用的卫生巾一定要选择合适的，保持卫生，内裤也要勤洗勤换；手术后半个月内千万不要盆浴，以防脏水进入阴道，从而引起感染；穿衣服也要讲究，最好选择宽大的衣衫，腰带不要勒得太紧；平时要穿平底鞋，减少身体压力。

⭐ 加强营养，尤其需要补铁

流产后要注意营养的补给，让身体尽快地恢复到正常。因为流产后都会或多或少的失血，而且还会给你带来极大的心理压力及肉体痛苦。这都会使你的身体变得更加虚弱，甚至会有贫血状况的出现。所以，流产后一定要多吃一些富含维生素、蛋白质、微量元素、无机盐的食物，尤其要补充足够的铁来消除贫血症状。如瘦肉、鸡蛋、鸡、鲜鱼、动物肝脏、乳、豆制品、大枣、新鲜的蔬果等食品，可以帮你加快身体的康复，快点为自己的食谱添加些营养吧！

不过还要提醒姐妹们，在这期间，除了要增加营养外，一定要禁忌生冷、油腻、辛辣以及有刺激性的食物，不要因为馋嘴影响了自己的身体哦！

⭐ 平和心态，淡化得失心

流产往往使我们心情低落。很多姐妹不但要承受身体上的痛楚，往往还会把责任放到自己的身上，对丈夫、家人以及失去的宝宝心存愧疚。这个时候我们必须学会调节心情，这不管是对恢复自己的身体，还是对整个家庭的和谐与美满都是很重要的。

研究表明，准妈咪皮层下中枢如果过分兴奋或亢进很可能导致宝宝流产。所以姐妹们，妊娠时期要学会调整心态，保持良好的精神，避免各种刺激，放松心态，多听美好的音乐来陶冶心智才是上策。

⭐ 加强避孕，不可再次犯错

流产后，子宫内膜受到伤害，恢复正常大概需要4~5个月的调养，但是这期间还是会正常排卵的，因此在这期间，姐妹们千万不要再次"犯错"。如果在这段恢复身体机能的时间里不小心受孕，由于子宫内膜没有完全恢复正常，胎宝宝的生存环境没有达到适合生存的标准，会严重影响胎宝宝的生长发育，很可能导致再次流产。所以在这期间，姐妹们一定要做好避孕措施，如果流产次数多的话，不仅对我们的身体伤害非常大，也可能导致各种妇科疾病的出现，最严重的是很可能导致不孕。姐妹们一定要注意了哦！

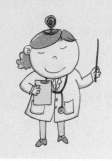

当我们满怀幸福地等待一个新的小生命降生时，"流产"这个噩耗不仅让我们痛苦不堪，还觉得愧对家人的期盼。但是你知道吗？流产不单单是女性一方面的问题，可能和男人也有莫大的关系！

高龄老公也会增加流产风险

孩子是我们生命的延续，也是完美人生不可或缺的一部分。当我们满怀期望地孕育属于自己的幸福时，却遭受流产的打击。失去小天使让准妈咪痛苦不堪，面对丈夫、家人愧疚不已，还要承受社会各方面的评论。世俗的评价舆论甚至将矛头指向了女性：评论我们的"不小心"连孩子也保不住，甚至会猜测其过往的历史。

但是，作为新时代的女性，你们是否知道，流产不一定是女性单方面的问题。你知道吗？有一种男人叫做"高龄流产男"。男人的年龄对于受孕的影响也很大！

★ 你知道什么是"高龄流产男"吗

大家都知道，精子与卵子相结合是一个小生命开始的前提条件。而精子的质量高低，也决定了精子与卵子是否能够健康结合。然而随着社会日益快速地发展，男同胞的压力也会随之增高，再加上年龄偏高，很容易导致男性染色体异常。染色体异常会影响精子的质量，在受孕后很容易导致母体内胚胎停止发育或是出现其他异常现象而使正在孕育着的宝宝以流产告终，我们称此种男性为"高龄流产男"。

那么，究竟是什么原因导致"高龄流产男"的出现呢？

★ 高龄流产让你防不胜防

医学研究证明，流产的风险与父母双方的年龄都有密不可分的关系。研究显示，如果不考虑女性的年龄，流产的危险指数也会随着男性年龄的增加而变大。如果从20～50岁为一个阶段的话，经过研究，50岁的流产风险率是20岁时的两倍，年龄超过35岁的男性，其妻子可能流产的风险要比男性20～25岁时高出27%。

★ 高龄流产症结何在

数据显示，妻子流产的风险在40岁及以上的男性中不断增加，是什么在作祟呢？高龄男性睾丸组织日渐萎缩，精子的日生成量也逐渐减少，睾丸生殖组织发生形态学的改变，这些都会导致精子的质量降低（特别是活动力），同时也会使受孕率大大降低，受孕胎儿死亡率和流产率也大大增加。

染色体因素

随着男性年龄的增加，精子也会出现大量染色体异常。而科学证明，大多数怀孕前3个月就流产的准妈咪，流产的主要原因是胎宝宝的染色体异常。精子为胎宝宝提供了50%的基因，所以精子的基因起到的作用是毋庸置疑的。通常情况下，我们称受孕功能是精子的早期效应，胎宝宝发育期属于精子的晚期效应。

通过这些介绍，大家一定明白了，如果精子的遗传物质DNA发生异常，可能不会影响精子的受孕功能，精子也可以与卵子如期结合，孕妈咪们同样也会正常怀孕。但是到了怀孕的中晚期，精子的晚期效应就可能变得不正常，这时的胎宝宝可能会停止发育，流产，让怀孕计划以失败告终。所以，姐妹们在备孕前一定要和老公一起进行身体检查，以防出现不愿意看到的结果。

精子异常

胎宝宝的整个发育过程中精子都起到了相当大的作用。如果精子遗传物质DNA发生损伤，可能不会影响妈咪们受孕，但是受孕后胎宝宝可能因为精子DNA不正常，而导致胎宝宝发育停滞，出现流产现象。

经过研究证明，男性患有弱精症和习惯性早期流产有很大的关系。妈咪们可能现在有疑问，为什么弱精症和习惯性早期流产有关系呢？接下来我们就一起来看看。

如果准爸爸患有弱精症，就会影响到精子的运动功能，最重要的是会导致精子不能向前运动，这样就使精子没办法在最佳的时机内和卵子相结合，从而导致女性无法受孕，即使受孕成功，也属于偶然性怀孕，而且最重要的是由于精子的活动能力与正常精子相较活动能力要低很多，从而不能保证精子的质量，很容易导致流产。

所以，一定要记住，为了宝宝的健康，在怀孕之前一定要夫妻双方到医院进行检查，男性朋友一定要要进行精液的常规检查，避免造成流产"苦果"。

免疫因素

前面已经讲过，在怀孕期间，如果准妈咪们身体素质不好，免疫力下降的话，很容易造成流产，那么爸爸免疫力低是否也可能导致胎宝宝过早地离开我们呢？

在怀孕时，母体和胎宝宝是处在一种同种异体的状态下的，正常情况下，由于胎宝宝和母体之间的胎盘屏障现象，不会发生排斥现象。但是如果免疫因素有些不正常，准妈咪的身体产生抗体后就会造成免疫排斥。

胎盘屏障起到的作用有两个，一个是化学分割作用，另一个是物理分割作用。只有这个屏障的完好，胎宝宝才能够顺利地出生，如果这个屏障被破坏了，那么免疫排斥就会出现。而胎宝宝的抗体一半是来自准妈咪的，另一半是来自准爸爸的，如果准爸爸的免疫出现问题，当免疫反应严重时，就会排斥准爸爸的抗原，从而发生流产。

在此还要提醒一下姐妹们，成年男性随着年龄的不断增加，生育能力也会逐步下降。所以生育的"黄金"期不单单是指女性，男性的年龄也是优生的重要因素，虽然现在提倡晚婚、晚育，但是也并非越晚越好。如果年龄过大，也会影响到优生。所以女同胞们一定要提醒老公，不要让他错过生育黄金期哦！

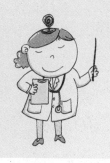

经历过孕育儿女，我们的人生才完整，当我们满怀希望地等待小宝贝的降生时，不幸流产或是被医生告知宝贝发育有问题，痛苦就会取代欣喜。那么，我们如何生一个健康宝宝？怎样把流产拒之门外？

把流产拒之门外的诀窍

孕育宝宝是一个神奇的过程，经历了这个过程，我们的人生才完整。生个健康宝宝是每个准妈咪心里最渴望的，可是现实往往是残酷的，有些时候由于种种原因，宝宝还没成形，就离开了父母。

流产不仅使准妈咪的心理受到严重的打击，往往还会对准妈咪的身体造成不可预知的后遗症。那么，有哪些将流产"拒之门外"的诀窍呢？

★ 孕前检查很重要

由于工作繁忙，很多准妈咪与准爸爸都会忽视孕前检查，这其中也有部分因为不小心意外怀孕而最终决定留下宝宝的准妈咪与准爸爸。其实孕前夫妻双方进行身体检查，不仅可以对自己身体健康情况有所了解，还是对宝宝的未来负责。做好孕前检查是生出健康宝宝的第一步。

有些准妈咪、准爸爸可能会有这样的疑问：婚前做了婚检或是怀孕时会做畸形儿筛查，还用做孕前检查吗？答案是肯定的。孕前检查和婚检、畸形儿筛查是完全不同的，该检查的目的是在最大程度上避免因夫妻双方自身的问题（如病毒及妇科感染等）而遭遇流产的打击或是对下一代有所影响。例如，准妈咪子宫内口松弛的话，可以做一下内口缝扎术；若甲状腺功能低下，要通过治疗使甲状腺功能恢复正常以后再考虑怀孕等。这一系列的孕前检查治疗措施将最大程度屏蔽流产为我们带来的伤害。

有些准妈咪可能遇到过这样的情况：平时都很小心却自然流产了，胎宝宝在腹中没有了生命迹象，胎宝宝发育畸形或是宝宝一出生就不明原因死亡等。有过这些异常孕产史的女性在进行孕前检测时，夫妻双方最好再做一下染色体检测。对于夫妇双方是ABO血型系统、RH血型系统应该进行ABO溶血抗体检测或RH溶血抗体检测，可以避免因母体血型不合而发生新生儿溶血，防止流产的发生。还有，如果夫妻有一方是遗传病携带者，虽然本人不发病，但是所生的宝宝就有发病的可能。因此，如果有家族遗传病的话在做孕前检查时应告诉医生。

孕前检查能够科学地指导我们怎样科学孕育，让准妈咪们更加安心地孕育宝宝，避免由于没有做孕前检查，使准妈咪们心情焦虑，影响胎宝宝的健康发育，甚至导致流产。所以准妈咪们一定不要偷懒哦，孕前和老公一起去做个检查吧，生个健康宝宝，你好、他好、大家好！

★ 身体调理很重要

工作时，家人经常说身体是革命的本钱。想要生一个健康的宝宝也是一样，必须要有一个健康的身体才可以。

首先，要保持一个适当的体重。美丽的身材是当今社会审美的一大标准。但是您知道吗？如果过瘦，生下的宝宝也不会健康，很可能会出现先天性并发症的危险。但是姐妹们也要注意，也不能太胖，如果体重过高，怀孕后可能导致一些妊娠期疾病，例如妊娠糖尿病、妊娠高血压疾病等。所以姐妹们要记住啦，一定要把体重保持在一个合理的范围内。那么，什么样的体重才算合理呢？接下来教姐妹们一种方法。

经过研究，发现这样的一个公式：身高体重指数（BMI）=体重（kg）÷身高（m）^{2}。BMI指数（Body Mass Index）指身体质量指数，与人体内的脂肪密切相关。举个例子，如果你的体重为50千克，身高为1.60米，那么BMI指数为$50 \div 1.60^2 = 19.53$。

那么体重为多少才算合适呢？一般来说BMI在19~25之间是非常标准的体重，如果BMI低于19，表明体重偏低，这个时候要"增肥"喽；如果BMI大于25，那说明现在的你已经超重了，要马上减肥。还要提醒姐妹们，如果BMI在30以上，说明体重超重非常严重了，需要毫不犹豫马上行动起来。

另外，如果身体有痛经、妇科炎症或是月经不调等现象也要及时地调理好。一些妇科疾病如果不及时处理，怀孕后很可能导致流产或是胎宝宝畸形等严重的问题出现。所以姐妹们要注意哦，调整好自己的身体，才可能生一个健康宝宝。

⭐ 孕期护理防流产

经历了孕育儿女，女性的人生才完整。孕育一个漂亮、健康、聪明的宝宝是所有准妈咪、准爸爸的愿望，要实现这个美好的心愿，我们就必须高度重视孕期保健。

首先，准妈咪需充分休息，孕早期和孕晚期要避免同房。不要做过重的体力劳动，尤其是增加腹压的负重劳动，如提水、搬重物等。准妈咪们会发现，到了怀孕中期，小腿会出现水肿现象。这个时候怎么办呢？如果需要长时间在办公桌前静坐，那一定要每工作两小时，就要伸展一下四肢，由下而上按摩小腿，这样可以减轻水肿症状。

另外，准妈咪们一定不要为了美丽而穿高跟鞋，最好穿柔软宽大的平跟鞋。同时，要远离可能有污染的环境，少去公共场所，预防疾病感染。一定要避免和有毒物质接触，减少使用电脑、手机等辐射性物体。尤其是一些工作时不得不面对电脑的准妈咪，一定要穿防辐射服。但是不得不提醒准妈咪们的是，其实防辐射最好的办法还是要减少和电脑的接触，如果必须要面对电脑，那么要养成用完电脑就关机的习惯，尽量避免与辐射"打交道"。

其次，准妈咪要让自己的心情保持愉快，避免紧张不安、焦虑、抑郁、过度兴奋等不良情绪刺激。研究显示，准妈咪所处的环境与胎宝宝有很大的关系。胎宝宝的发育环境包括准妈咪的心理状态、生活环境、身心健康等。如果准妈咪常常处于声音刺激的环境中，可能导致胎宝宝过度地活动，影响其发育，严重的甚至可能导致流产。

准妈咪的情绪对胎宝宝的发育起到了很大的作用，如果准妈咪长期处在焦虑的情况下，出生后的宝宝可能会多动、易怒、爱哭爱闹。夫妻长时间吵架可能影响胎宝宝的发育，比如发生腭裂。所以准妈咪们一定要记住，自己的情绪对胎宝宝的影响至关重要，一定要保持轻松、快乐的心情。

最后，孕妈咪在孕期的饮食营养健康是相当关键的因素。在我们日常的饮食中存在众多易诱发准妈咪流产的食物，比如螃蟹、巧克力、山楂、薏米、菠菜、罐头食品等，准妈咪们都应该尽量远离。准妈咪也尽量不要吃或者少吃生冷、辛辣、油腻、具有刺激性的食物。准妈咪们在选择营养食物的过程中一定要谨慎。我们可以多食用富含蛋白质、维生素、微量元素、无机盐的食品，比如瘦肉、鸡蛋、鸡、鲜鱼、动物肝脏、乳、豆制品、大枣、新鲜的蔬果等，都是准妈咪们理想的选择。

这个月的"大姨妈"没有如期而至，而且时常感到恶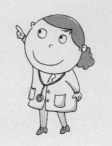心、嗜睡、全身乏力、尿频尿急、乳房胀麻。当拿起测孕棒的那一刻发现是阳性，还没任何心理准备的你，让这个突然来临的宝宝何去何从？

计划外宝宝何去何从

计划内宝宝的到来，给准备要宝宝的准妈咪与准爸爸带来的是惊喜、幸福。但是，对于那些暂时不打算要宝宝的妈咪和爸爸来说，计划外宝宝的到来却往往让他们愁容不展。

意外怀孕对于还没有打算要宝宝的姐妹来说是件非常头疼的事情，特别是那些以为自己做好了避孕工作的姐妹，当你通过早孕检查发现自己意外"中奖"的时候，你是不是感到相当惊讶？这种事情在我们日常生活中时有发生，在我们没有做好怀孕准备的时候宝宝却早早降临了。那计划外的宝宝该何去何从呢？

★ 带环受孕

放环后不要认为万事大吉。有些姐妹虽然到正规医院安放了避孕环，本以为很安全，但仍然意外怀孕了。这又是怎么回事呢？带上避孕环也会有意外情况的出现吗？

事实证明，宫内节育器也有一定的失败率。据统计，带环受孕率为2%～7%。带环仍旧受孕往往是由于宫内避孕环自然脱落。而避孕环自然脱落绝大多数是子宫的排异作用造成的。节育器安放后会对子宫造成异物刺激，造成子宫收缩，从而使节育器下移脱落。

子宫节育器脱落与放置的年限、节育器的大小、放置技术、节育器质量等因素有关，与劳动强度、劳动姿势也有一定关系。所以如果姐妹们放置了节育器，那应该每年到医院进行复查，若发现节育器出现脱落、变形等情况，或是有位置下移等趋势，一定要及时就诊，以免意外怀孕或是发生其他无法料想的情况。

但是，姐妹们一旦出现恶心、嗜睡、停经、呕吐、乏力、尿频尿急、乳房胀麻等症状时，就要高度警惕受孕的可能。要知道在宫内放有节育器的情况下受孕，孕妈咪容易发生流产、早产等现象，或是引起胎宝宝缺陷，造成死胎、流产。这种情况应根据医生的指导，再决定是否留下宝宝。

除此之外，还需要特别注意的是，孕妈咪带有避孕环怀孕以后，如果有阴道不规则流血或是伴有腹痛等异常情况出现，必须及时到医院就诊，万万不能认为这是带环的副作用而对此不闻不问。因为这很有可能是宫外孕在捣鬼。要知道，宫内避孕环并不能防止宫外孕的发生，而且还有可能引起感染，导致输卵管通而不畅，从而引发输卵管妊娠等，任由问题严重下去后果将不堪设想。

由此可见，即使在宫内放置了避孕环，姐妹们在日常生活中仍需要多加注意。切不要认为戴环了好"孕"便不会光顾。戴环了并不意味着万事大吉，如果因为不小心受孕了，建议孕妈咪应及早采用适合自己的人流方式停止错误的延续，并取出避孕环，以免对自己造成更大的伤害。

⭐ 口服避孕药期间受孕

姐妹们都知道，孕期服药不当可能会导致流产、胎宝宝畸形、发育不良等情况发生。然而，有些口服避孕药避孕的姐妹碰到了避孕失败的情况，就不得不面对一个问题——避孕药会对腹中的胎宝宝产生影响吗？宝宝是要还是不要？

当下，吃了避孕药却意外怀孕的情况屡见不鲜。是避孕药不管用吗？其实，只要你按药品说明书的规定服药，避孕失败的可能性是相当小的。但是，有的人没按要求在规定的时间内服药或是吃完后继续过性生活而又不采用其他避孕措施，以为避孕药会持续起效，种种情况导致避孕失败率出现严重上升趋势，给很多姐妹带来极大困扰。

研究显示，大多数口服避孕药中都含有抑制排卵作用的雌激素和阻拦精子、使子宫不易接受胚胎着床的孕激素，虽然现在还没有确切的证据表明这些激素会影响胎宝宝的正常发育，但这些激素已对子宫内环境造成影响。

同时，我们要知道，避孕药属于激素类药物，对卵巢功能有抑制作用。刚刚停止服用避孕药的一段时间里，由于你的子宫内膜仍然比较薄弱，即使成功受精，受精卵也很难着床。即使受精卵着床成功，也往往会因子宫内膜的条件较差而易导致流产。所以，姐妹们最好在停服避孕药后先改用其他避孕方法（如避孕套）避孕半年左右，待自身卵巢功能和子宫内膜的周期变化恢复正常再考虑怀孕。正常来说，停止服用避孕药6个月以后受精对胎宝宝的影响就很小了。

所以，如果在口服避孕药期间意外"中彩"了，姐妹们最好还是及早到医院进行检查。

⭐ 流产后不久再孕

有很多这样的情况，孕妈咪在刚流产后不久又意外怀孕了，是惊喜还是焦虑？从医学角度解释，由于部分人工流产和大多数的自然流产都会采取刮宫，会对子宫产生伤害，而且流产后不仅体力需要恢复，生殖器官子宫与卵巢也需要恢复。所以，姐妹们最好在流产后半年至一年时间再考虑要宝宝，如果是反复流产者，尽可能查清原因后再孕。

发生过流产的女性一定要记住，在准备下一次怀孕时一定要和老公一起到医院进行详细的检查。如果黄体功能不全，或是发现甲状腺功能减退，可以在医生的指导下进行药物治疗；如果是由子宫肌瘤、子宫畸形或是宫腔粘连引起的疾病，可以进行手术治疗。而如果夫妻双方有一方染色体异常，那么胎宝宝发生染色体异常的可能性非常大，再次流产的可能性自然也非常大。即使在怀孕期间万幸保住了胎宝宝，但是宝宝畸形的发生率也非常高。因此，如果孕妈咪发生流产后短时间内再次受孕，还是不建议宝宝留下来的。

为了避免给身体、心理造成巨大伤害或是娩出畸形宝宝而给家庭及社会造成不幸，还是告诫姐妹们不要冲动，最好在孕前做好检查，检查安全后方可安心实施"造人计划"。

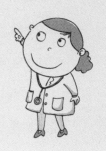

"意外怀孕"是否让你不知所措？让你慌乱无比？面对满大街各式各样的人流方式，我们将何去何从？如何选择才能更好呵护健康，保护自己呢？

人流"三步曲"，步步惊心

宝宝是上天赐予我们的美丽天使，可是当这个天使来的不是时候，我们该怎么办？这时，做人流是必然的选择。

但是，所有的人流都会对准妈咪的身体造成一定的伤害。那么，如何做人流才能尽可能地把伤害降到最小呢？下面就为大家介绍人流"三步曲"，虽然步步惊心，但只要步步谨慎，意外怀孕绝对不会成为你的负担。

⭐ 第一步：意外怀孕的你准备好了吗

停经、恶心、呕吐、乏力、尿频尿急、乳房胀麻，妊娠实验阳性的你一定是怀孕了，此时我们要怎么办？必须要到正规医院做详细的检查。一般检查项目有B超、血常规、尿常规以及最重要的妊娠实验。

必须清楚的一点是，只有宫内孕才能进行人流手术。一般停经45天B超才能显示宫内孕囊，这时我们就能确定是宫内孕了。但是如果宫内看不到孕囊，那这个时候要小心了，很可能是宫外孕，一定要及时配合医生进行处理，以免对自身造成伤害。

还有的B超看不到宫内孕囊，但是能看到雪花状阴影，那么可能是葡萄胎，要进一步确诊，听医生安排，并采取必要措施。

无论你是上述哪种情况，都先要征求医生的意见，科学地处理，最大限度地减少对身体的伤害。千万不要认为这是无关紧要的事情，如不按医生的要求去做，可能会给你的身体带来额外的损害，到时候后悔莫及。

⭐ 第二步：人流要选择正确的手术方式

当下，彩页、宣传单、广告漫天飞，各种各样的人流方式充斥着人们的眼球。我们到底选择哪种人流方式最安全、最可靠呢？我们一起来看看。

普通人流手术是广为人知的人流方式。它采用传统刮宫的方式，对整个子宫都刮一次，这种人流方式对子宫的伤害较大，而且很容易出现子宫内膜异位、子宫穿孔、宫内感染致不孕等并发症。同时我们要注意，普通人流术不打麻药，不可避免地，孕妈咪会出现面色苍白、大汗淋漓、头晕、胸闷、心跳减缓、血压下降等不适反应。普通的人流手术不仅会严重地伤害你的身心，且手术后身体恢复也比较慢，所以现在很少有人选择普通人流术。

药物流产只适用于怀孕49天以内的姐妹，很多姐妹选择药物流产的原因是因为药物流产比较方便，但是它给我们带来方便的同时，也会伴随着风险。药流的成功率只有75%～85%，而且药流也是有很多禁忌的。在进行药物流产之前，一定要做B超检查，首先要排除宫外孕的可能；其次要测量胎囊的大小，胎囊超过2厘米～3厘米的不适合做药物流产。如果有药流禁忌的姐妹采用了药流方式流产，很可能出现不良反应或是导致流产失败；如果是宫外孕药流，是非常危险的，很可能导致孕囊破裂，使腹腔内出血，从而危及生命。所以药流一定要谨慎。

现在非常流行的一种比较安全、可靠、无痛的人流方式叫做超导可视微管无痛流产手术，这是一种在特殊的B超下准确定位，然后实施手术的流产方式。这种流产手术方式对子宫内膜的损伤很小，避免了很多人流并发症，比如子宫穿孔、吸宫不全、漏吸等。它的原理是采用非常细、非常软的纳米微管，不用刮宫更不需要像传统手术一样扩宫，很短的时间就能完成手术，从而使手术对姐妹们身体的伤害降到了最低。

★ 第三步：人流术后保养呵护要全面

很多意外怀孕的姐妹认为人流是一个小手术，从而忽略了人流后的保养问题。殊不知，如果人流后没有好好休养可能会留下很多后遗症。所以姐妹们一定要注意喽，术后一定要好好护理自己的身体。这样不仅可以帮助你尽快地恢复身体机能，还可以避免术后的并发症，保证你身体的健康。

人流后子宫需要一个月左右才能复原，在这个月中我们要如何呵护自己呢?姐妹们要注意喽，人流手术后要注意卧床休息，如果感觉身体没有异样，可以进行适当的活动。活动量根据自己的身体情况来定，可以逐渐增加，直到恢复正常。但是有一点一定要遵循，人流手术后切忌不要从事过重的体力劳动，避免受凉，如果不注意，很可能导致一系列的妇科疾病，甚至会从此不孕。

除了以上几点外，还要重视的一点就是饮食。流产手术后饮食的补养对我们的身体来说是非常重要的。姐妹们都知道，术后我们的身体会流失一部分血量，身体比较虚弱，有些甚至会出现贫血的现象。所以这个时候我们必须补充我们身体的能量，这样才能使身体尽快恢复健康。

因此，我们必须严格要求我们的饮食，在数量、质量上都要做出合理搭配，满足我们身体对脂肪、维生素、碳水化合物、无机盐、纤维素、铁等的需求量，这样才能达到一个最佳的效果，让身体恢复到最初的状态。

所选食物既要有营养，也要容易消化吸收，可以多吃一些动物肝脏、鲜鱼、动物血、瘦肉、蛋类、豆制品、乳类、莲子、新鲜水果和蔬菜，来保证充足的维生素、优质的蛋白质以及无机盐的供给。对于有贫血倾向的姐妹们，还有一点也非常重要，那就是一定要多多补铁，防止贫血的发生。

此外，馋嘴的姐妹们，一定记住，不要吃油腻生冷的食物。

做了孕妈咪，就要处处留心，有的时候，一个不小心就会造成不能弥补的损失。这里给你介绍几款防流产的药粥，让你的宝宝顺利地来到这个美丽的世界上，跟你见面！

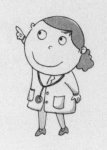

预防流产的食疗粥

在经过了一系列准备与努力后，当你终于升级当上了准妈咪，一定既兴奋又好奇吧！但有了身孕并不代表万事OK。整个孕期历时10个月，40周，280天，绝对不可以疏忽大意。尤其是前3个月更要加倍小心，而且大部分准妈咪前3个月里因为妊娠反应，没有什么胃口，这非常不利于宝宝生长发育。

一起来学做十款防治流产的粥吧！简单易学，既有助保胎，又可以改善妊娠反应，真是不错的选择。

南瓜粥

原料：南瓜30克，粳米30克，饴糖2匙。

做法：

● 南瓜去皮去瓤，洗干净后切成丁；

●把粳米淘洗干净后放入锅中，加适量清水，煮粥；

●等到粥煮沸的时候，加入切好的南瓜丁，煮至粥熟，加入饴糖稍煮调味，就可以食用了。

用法：每天1~2次，温热服食。

功效：南瓜中含有丰富的淀粉、蛋白质、胡萝卜素、维生素以及钙、磷等营养成分，具有非常好的食用价值和食疗价值。《本草纲目》中说南瓜："甘温，无毒，补中益气。"对于准孕妈咪来说，是非常好的补中、安胎药物，特别是对于先兆流产，具有非常好的功效。

★ 白术南瓜粥

原料：粳米50克，南瓜30克，白术10克，饴糖少许。

做法：

●将白术加水煎煮，取汁备用；

●将南瓜切成块，洗干净，与粳米共煮成粥；

●粥要煮熟的时候，加入白术汁、饴糖，稍煮即成。

用法：每天2次，温热服食。

功效：白术是多年生草本植物，喜凉爽气候，它的根茎具有很多种药用功能，可以健脾益气、燥湿利水、止汗、安胎。因此，准孕妈咪服食此粥，能够很好地健脾、化湿、安胎，特别是对于先兆流产，更具有非常好的功效。

⭐ 苎麻鲤鱼粥

原料：鲜鲤鱼1条（约400克），糯米100克，苎麻根15克，精盐2克。

做法：

● 把鲤鱼去鳞、内脏及鳃，洗干净后放入锅中，加水煎汤，去渣骨；

● 把苎麻根洗干净，加水煎煮，去渣取汁；

● 糯米洗净，与鱼汤、药汁共煮成粥，加入精盐调味即可食用。

用法：每天2次，温热服食，3～5天为1个疗程。

功效：苎麻根对于准孕妈咪的腹痛、胎动不安、先兆流产都有非常好的功效。这一款药粥能够帮助妈咪们止血安胎，消肿利尿。

⭐ 黄芪南瓜粥

原料：粳米30克，南瓜30克，黄芪粉6克，饴糖2匙。

做法：

● 将南瓜洗干净，去皮去瓤后切成丁，与粳米一起煮粥；

● 粥要煮好的时候，加入黄芪粉、饴糖，搅拌均匀，稍煮即可服食。

用法：每天1～2次，温热服食。

功效：此款药粥具有非常好的补气安胎的功效，尤其适用于先兆流产的妈咪。

⭐ 菟丝子药枣粥

原料：粳米100克，菟丝子15克，阿胶10克，山药30克，大枣5枚，白糖适量。

做法：

● 将菟丝子加水煎煮，去渣取汁；

● 将菟丝子汁与粳米、山药、大枣共煮成粥，快煮熟的时候调入阿胶、白糖。再煮一二沸即可。

用法：早晚餐服食，每天1次，连续服用7天为1个疗程。

功效：此款药粥具有补益肾精、安胎的功效，尤其适用于先兆流产与习惯性流产的妈咪服用。

⭐ 杜仲大枣粥

原料：粳米100克，杜仲15克，山萸肉10克，鹿角胶5克，大枣10枚，白糖适量。

做法：

● 将杜仲加水煎煮，去渣取汁；

● 将杜仲汁与粳米、山萸肉、大枣共煮成粥，将要煮熟时加入鹿角胶、白糖，调匀，再煮一二沸即可。

用法：早晚餐服食，每天1次。

功效：此款药粥具有补益肝肾、暖宫安胎的功效，尤其适用于先兆流产与习惯性流产的妈咪服食。

⭐ 糯米山药粥

原料：糯米100克，生山药50克，桑寄生25克，续断25克，杜仲25克，菟丝子25克（布包）。

做法：

● 将桑寄生、续断、杜仲、菟丝子加水煎煮，去渣取汁；

● 将山药捣碎，与药汁、糯米共煮成粥，即可食用。

用法：空腹食用。

功效：此款药粥具有固肾、益气、安胎的功效，尤其适用于先兆流产、习惯性流产且有脾肾亏损的妈咪服食。此外，如果妈咪患有耳鸣、腰膝酸软、大便稀软、夜尿次频繁、食欲差、孕后黑眼圈加重等症状，服食此粥，也有很好的功效。

⭐ 参芪粥

原料：糯米100克，生黄芪30克，党参10克，黄精15克。

做法：

● 将生黄芪、党参、黄精加水共煮，去渣取汁；

● 将药汁与糯米共煮成粥，即可食用。

用法：适合孕前食用。

功效：此款药粥对于准孕妈咪脸色偏黄或苍白、头晕、动则心悸等症状都有很好的功效。

⭐ 阿胶养阴粥

原料：大米100克，阿胶30克，麦冬15克，生地15克，何首乌15克，黄精

15克。

做法：

● 把麦冬、生地、何首乌、黄精加水煎煮，去渣取汁；

● 将药汁与大米共煮成粥，再加入捣碎的阿胶，烧煮片刻，待阿胶融化即可。

用法：按症状服食。

功效：如果孕妈咪出现脸颊常常潮红，手心、脚心常发热，口干咽燥等症状，就可以服食此款药粥，效果会非常好的。

⭐ 阿胶糯米粥

原料：糯米100克，阿胶30克，红糖少许。

做法：

● 将糯米淘洗干净，加水煮粥，将阿胶捣碎备用；

● 等到粥将要煮熟的时候，调入捣碎的阿胶和红糖，边煮边搅，再滚二三滚即可。

用法：每天1次，连服3天。

功效：此粥具有非常好的滋阴补虚、养血止血、益肝安胎的功效，适用于血虚、胎动不安、胎漏的妈咪服食。它还可促使妈咪血液中的红细胞和血红蛋白快速生长，从而改善妈咪体内钙的平衡和吸收，是安胎的一道良方。

虽然上面几款药粥可以防止流产，帮孕妈咪们安胎，但做了准妈咪以后，你还是要处处当心，保护好自己和肚子里的宝宝，这样才能万无一失！

第六章

失约的宝宝——是谁透支了你的"孕"气

有些男人为何没有"种子"
我怎么丧失了生育能力
别让输卵管堵住好"孕"气
痛经女人好"孕"全攻略
不孕为何偏爱职场女性
错误"爱爱"招来的不孕
赶走不孕，从"心"开始

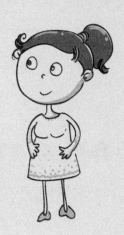

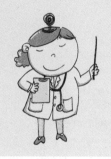

想要宝宝，就要准备好"优良"的种子，可有些人却没有种子可备——无精症。这对渴望做爸爸妈咪的夫妻来说，犹如晴天霹雳。到底是什么原因造成男人没有"种子"呢？

有些男人为何没有"种子"

有的夫妻在婚后迟迟未能怀孕，于是到医院检查，丈夫化验精液，才发现精液中根本没有精子，即所谓的无精。无精症分两种情况，一种是梗阻性无精症，另一种是睾丸无生精功能。我们一起来看看这些无精症的特点以及如何食补辅助治疗无精症。

⭐ 梗阻性无精症：精子"无路可走"

经检查，这类患者的精液量特别少，并且像稀米汤一样，没有凝结状态，不像正常精液那样黏稠。进一步检查时，根本摸不到输精管，在B超下观察时也无法看到精囊腺。这种情况是睾丸可以正常产生精子，但由于输精管闭塞不通，精子找不到外出的"道路"，无路可走，所以精液中也就没有精子。

由于输精管和精囊腺是"发小"，都是在胚胎时期一同发育而来的，可谓是"同生共死"，相辅相成，所以没有输精管，自然也就没有精囊腺。

也有一些不育的男性去医院检查时，发现睾丸发育正常，输精管、射精管也畅通无阻，那为什么依然没有精子呢？原来，精子在睾丸内"诞生"以后，要像刚出生的小袋鼠一样，需要在"育儿袋"——附睾里发育成熟，才能够拥有小蝌蚪一样自由向前游动的能力。如果准爸爸的附睾肿大，且有明显的压痛感，就可能是患了炎症，导致附睾闭塞不通，从而使精子"无路可走"。

上面这两种情况，准爸爸的睾丸都能够正常生精，只是要么由于先天发育不良，要么由于炎症、外伤等，导致输精管闭塞不通，从而使精子找不到"道路"可走，所以，这两种情况又被称为壅闭性无精症。

如今，现代生殖技术越来越发达，所以这种无精症也能够得到比较好的治疗了。因为准爸爸的睾丸能够正常产生精子，所以想要宝宝的话，可以选择试管婴儿！

★ 原发性无精症：真性无精子

这是一种原发性的无精症，也就是说，患有这种无精症的男性往往先天性功能发育不全，睾丸无法正常生成精子，所以又被称为真性无精子症。如果患有这种无精症，那就真的没有办法制造出继承你们遗传物质的宝宝了，因为你的老公实在没有"种子"可用。这时候，你们只能求助于精子库，借助精子库里的精子来"造人"。

⭐ 食补预防和辅助治疗无精症

在日常生活中，给备孕爸爸补充下列食品，可以有效促进生精能力，预防无精症：某些鱼类。比如泥鳅、鳝鱼、鳗鱼、鱿鱼、带鱼、墨鱼、海参、蜗牛等。干果和豆类。比如银杏、山药、冻豆腐、豆腐皮等，这些食物中含有大量赖氨酸，这种物质是精子生成所必需的营养成分。含锌高的食品。备孕爸爸缺锌，会导致性欲和生精能力下降，所以多吃含锌高的食物，能够有效预防无精症。最后，再给大家推荐两款食疗方：

黄精母鸡煎

原料：黄精20克，大枣20克，山药30克，羊睾丸1对，母鸡1只。

做法：

● 将母鸡去毛，去五脏，洗净；

● 将黄精、山药、羊睾丸装入鸡膛内，大枣去核，切成小块，往锅中加入适量水，烧开后用文火煮烂，去掉药渣，食鸡肉、羊睾丸和大枣。

用法：2～3天吃完。连食3～5只鸡为1个疗程。适用于肾气虚型无精子症。

羊睾丸巴戟汤

原料：羊睾丸1对，巴戟天10克，仙茅10克。

做法：

将羊睾丸切开，把上述两种药研成粉末，放入睾丸内，合好，放入锅中蒸熟即可食用。

用法：分4～6次服完，每天2次，服3对羊睾丸为1个疗程，2个疗程间歇5天，可连服3个疗程。适用于肾阳虚型无精子症。

妇产科的不孕不育病例多到让人麻木，可当我们身边的亲朋好友真的享受不了天伦之乐的时候，我们还是会为他们痛苦。到底是什么原因造成了这样的局面？

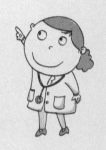

我怎么丧失了生育能力

每一位被诊断为不孕不育的人，都会经常质问自己，或是询问医生："我到底是怎么丧失了生育力能的？"看似自己与其他人并没有什么区别，自己却不能享受为人父母的乐趣，这真是让人不想也不愿接受的现实啊！

那么，谁才是导致你不孕不育的"杀手"呢？不孕不育的你又该在日常生活中注意些什么呢？

⭐ 看看这些导致不孕的"杀手"

多次人流的后遗症

有的夫妻因为各种各样的原因，在怀孕以后选择人流，一次又一次地选择放弃肚子里的那个小生命。终于，不想再放弃了，做好再怀上就要的准备了，却怎么也怀不上了。这到底是怎么回事？

这是因为多次人流，多次吸宫或刮宫，使子宫颈管和子宫内膜受到了严重损伤，从而导致宫颈粘连阻塞或者宫腔粘连缩小，这种情况下，精子根本无法通过子宫颈管进入宫腔，就算进入了，受精卵也无法正常"落户"并发育，自然就会不孕。

子宫疾病

● 子宫内膜异位和卵巢囊肿

也许某一次的体检，你被告知自己有子宫内膜异位或卵巢囊肿时，你才对自身的生育能力有了隐隐的担心，当你猛然发现你做妈咪的权利可能会在不经意之间丢掉时，你一定懊恼极了！

医生会告诉你子宫内膜异位会影响卵巢的正常排卵功能，而且子宫内膜异位造成的出血可能在卵巢上形成囊肿，从而增大你受孕的难度。不过，只要你好好接受治疗，还是有很大希望成功怀孕的。

事实上，卵巢囊肿非常常见，你应该担心的是它会不会发生癌变。当然，大部分囊肿都会自己减小并消失，但如果你卵巢内的囊肿过大，就需要在医生的建议下，考虑要不要摘除一侧卵巢。不过只有另一侧卵巢排卵一样可以怀孕的！

● 子宫内膜结核

而另一种子宫性疾病是子宫内膜结核。这种病往往是由肺结核、腹膜结核引起的，通过血行传播侵入输卵管，最终蔓延到子宫内膜，从而导致不孕。如果你患上了这种病，生殖器会发生明显病变，所以一定要及时去医院确诊并治疗。

● 子宫肌瘤

如果你患有子宫肌瘤，那么你无法怀孕的概率为30%～40%，而且子宫肌瘤的部位、大小和数目会影响你无法怀孕的概率。你可以考虑进行手术治疗，比如肌瘤剔除术等。

实际上，子宫肌瘤是女性生殖器中非常常见的一种良性肿瘤。患上子宫肌瘤以后，往往会出现月经不调、痛经、白带异常、阴道不规则出血等症状。当然，子宫肌瘤给女性带来的最大伤害就是不孕。因为子宫肌瘤导致宫腔变窄，压迫输卵管开口处，阻碍受精卵"落户"，这样一来，引发的最直接问题就是不孕了。除此以外，子宫肌瘤还可能引起子宫内膜抗体阳性，从而导致女性出现免疫性不孕。

如果你在患上子宫肌瘤以后，没有得到及时的治疗，等到肌瘤发展到晚期，就会危及你的生命。这时，最好的治疗方法、也是最无情的治疗方法就是摘除子宫，若你此时还没有当上妈咪，这样的结果必然会给你带来一辈子的遗憾。而且，摘除子宫还会加速你的衰老。所以，提醒姐妹们，千万不要随便对自己的子宫"动刀子"，如果有条件的话，最好去医院进行"保子宫"的微创治疗！

● 子宫内膜炎

子宫内膜炎会影响受精卵宝宝的"落户"：要么产生抗子宫内膜体，这样一来，就算精子与卵子成功结合在一起，形成受精卵，也会因为"落户"障碍而无法受孕成功；要么就算受精卵宝宝"落户"成功，也会因为子宫内膜炎的"暗中作梗"，"落户"很难稳定下来，所以很容易发生流产，进而导致不孕。

● 宫腔粘连

刮宫容易损伤子宫内膜，导致慢性或者急性子宫内膜炎，除此以外，损伤、感染也会破坏子宫内膜层的完整性，这样就会导致子宫内壁组织瘢痕粘连，甚至导致宫腔闭锁，从而使宫腔的容受性大大降低。这种组织学上的改变，会严重影响精子的储存、成活和获能。

● 子宫位置异常

如果你的子宫的位置过度前屈或者后屈，你除了要在经期遭受痛经以外，也不得不遭受不孕的痛苦，因为这种情况会影响精子的上行。

⭐ 体形也会导致不孕

体形也会导致不孕？你肯定觉得不可思议吧？不用怀疑，事实的确如此！最新研究显示，女性的体形过于肥胖或者过于瘦弱都会影响生育能力。换句话说，体形处于标准范围的备孕妈咪，怀孕的概率比肥胖臃肿或骨瘦如柴的备孕妈咪要多很多。因为不管是体形过胖，还是体形过瘦，都很容易出现生殖循环不规律和排卵不正常的问题。看来，想要成功怀孕，合理运动减肥和适当补充营养增肥都是很有必要的！

你的体重与内分泌功能之间是存在很大"猫腻"的。如果你的内分泌功能发生紊乱，必然的一个结果就是你的身体会日趋肥胖，从而使你的正常排卵功能受到影响，引起不孕。

从中医角度来说，这种不孕是由于"痰湿阻滞"而引起的。所谓"痰湿"，从表面上来看，就是体形肥胖，腹部肥满、松软，四肢水肿，用手一按会凹陷下去，面部皮肤分泌油脂较多，面色淡黄暗沉、少血色，眼泡微浮，容易困倦。

如果你是这种原因导致的不孕，那么唯一的办法就是控制体重，只有体重不再增加了，你的"大姨妈"才可能正常，进而受孕。

⭐ 不育的你在生活中应注意什么

一旦确诊为不孕不育，你一定要配合医生及时查明病因，进行有针对性的治疗。此外，在日常生活上，你也要多加注意，这样才能获得更好的治疗效果。

首先，你在心理上要尽量做到坦然，不要过分焦虑和忧虑。要知道，不好的心理因素只会起到相反的效果，让你的病情越来越重。

其次，要避免不良环境因素的影响。如果你从事的工作会影响生育，那你一定要注意多加防护，比如尽量不接触放射线和对身体有害的物质等，避免在高温环境下工作等。

最后，要注意增加营养，加强锻炼，维持正常身材。平时可以多吃一些能促进性激素合成的食物，比如维生素类，像维生素A、B族维生素、维生素C、维生素E都能够增加你受孕成功的概率。

事实上，不育的原因既可能来自你，也可能来自你老公，只有在两个人都进行必要的体检之后，才能确定问题到底出在谁身上。但不管是谁的原因，你们都不要埋怨对方，应该互相鼓励，共同面对，一起闯过这个难关！

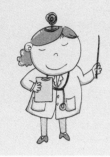

导致女性不孕的一个常见原因就是输卵管阻塞或通而不畅，约占女性不孕症的30%，病因多因输卵管发生炎症而造成。想要宝宝的你，千万别让输卵管堵住了你的好"孕"气！

别让输卵管堵住好"孕"气

人类受孕真是个复杂的过程，需要精子与卵子先"相爱"并结合在一起，然后一起"注册落户"在宫腔，真可谓是步步惊心，环环相扣啊。除了精子、卵子要健康，子宫内环境要适宜以外，使精子与卵子顺利相遇并成功进入宫腔也是绝对不能少的一个步骤，而承担这项任务的就是输卵管。

输卵管实在是个"大忙人"，它不仅要连接卵巢和子宫，还要担负起排卵、储卵、输精、为精卵结合提供场所、把受精卵送至宫腔内膜等多项重要任务。所以说，在孕育宝宝这件大事上，输卵管是必不可少的一条"要道"，如果输卵管发生阻塞，你就会不孕。比如输卵管有炎症，引起输卵管堵塞，精子就无法顺利地与卵子相遇，从而造成不孕，这就是我们常说的输卵管阻塞性不孕。

⭐ 阻塞六 "路障"

如果你的输卵管发生阻塞，你可能会出现下腹隐痛、腰痛或月经异常等症状，但也有很大可能是除了不孕之外，不会有任何症状。需要提醒你的是，并不是说你的输卵管阻塞了，你就完全当不了妈咪了，能不能怀孕当妈咪还得看你的输卵管不畅通的具体类型，以及是否有治疗方法。下面一起来了解一下造成输卵管堵塞的六大 "路障" 吧！

一粘连

如果你因为某种原因而流产，不管是药流还是人流，引发炎症，且没能及时消除；或者你患上了慢性盆腔炎、子宫内膜炎、附件炎等妇科炎症，却没有及时进行治疗，时间久了，炎症就会蔓延到输卵管，引发输卵管内壁溃烂，从而导致输卵管粘连、堵塞不通。除此以外，输卵管就像一张网，如果发生粘连，就无法顺利捕捉卵子，所以就算检查时发现你的输卵管通气正常，也无法受孕。

二肿胀

如果你因为慢性盆腔炎、附件炎、子宫肿大、月经提前等导致炎症，且迟迟不能消退，就会导致输卵管肿胀不通。

三扭曲

如果你的体质比较差，比如气虚、血虚、脾虚、肾虚，就容易导致输卵管蠕动功能低下，这样一来，卵泡就无法顺利地游走到宫腔内，或者卵泡会在尚未发育成熟时就 "夭折"，从而导致不孕。当然，有时候，你也可能出现子宫下垂、子宫移位、排卵期出血、性欲低下、月经不正常等症状。

四受挤压

如果你体形过于肥胖、脂肪过多、内分泌失调、月经少、闭经、气血不调等，输卵管就会因为受到脂肪、肌瘤、囊肿的挤压而堵塞。

五积液

如果你患有宫颈糜烂、严重盆腔炎等疾病，就非常容易引起输卵管口积液不散，堵塞不通。

六气阻

如果你性格内向，喜欢生闷气，那你就要注意了，这可能会导致你的输卵管"气阻"，从而导致不孕。这时，你去医院检查，医生也会告诉你一切正常，可你就是无法怀孕，医生只能给你归结为"不明原因不育症"，其实就是你的输卵管气阻在作怪。

⭐ 预防很关键

输卵管阻塞所造成的不孕，关键在于预防，所以在日常生活中，你一定要注意养成良好的卫生习惯，注意预防妇科炎症。

阴道是很多生殖系统疾病的入侵的通道，所以你最好勤换内衣，保持私处清洁，并做好"爱爱"时的卫生，杜绝不洁"爱爱"。

若你患有生殖系统炎症及邻近组织器官的炎症，比如阴道炎、宫颈炎、子宫内膜炎等，最好的办法就是积极治疗。这样才能最大限度地减少炎症上行而引起输卵管堵塞的可能性。

事实上，很多输卵管堵塞是由于在治疗妇科疾病时操作不当或诊治过度而引起的，比如流产时，防止感染的措施做得不严格，导致生殖器官感染，所以在你需要进行检查或治疗的时候，一定要到正规医院找专科医师诊治。

人工流产的时候，机械或药物的刺激会导致子宫平滑肌直性收缩，子宫腔内的物质向宫口移动，一旦这些物质进入输卵管，就很容易导致输卵管堵塞，若输卵管被完全堵塞，就会形成不孕，若输卵管只是半阻塞，就容易形成宫外孕。所以，平时一定要做好避孕措施，尽量避免人工流产。

还需要注意的是，在日常生活中要保持良好的心态，要学会与老公多沟通、多理解，遇到困难和问题，相互扶持，共同面对。

饮食上要清淡，少吃或不吃辛辣刺激性以及油腻的食物，最好不要喝咖啡，不要吸烟喝酒。同时，要多喝水，给身体补充足够的水分，可以多煲些营养丰富的粥，这样既补充了水分，又补充了营养，可谓是一举两得。此外，也要多吃水果和蔬菜，并在此基础上多吃些猪瘦肉、鸡肉、蛋类、奶类、豆类及其制品等，从而有效地增强体质。

下面是一些可以改善输卵管功能的食疗方法：

益母草炖肉

原料：益母草30克，瘦猪肉150克。

做法：

砂锅里面放水，先将益母草炖大约1小时，去渣取汁，用汤汁炖瘦猪肉，肉烂即可。

功效：益母草具有活血通经的功效，常用于治疗输卵管炎、子宫内膜炎等疾病，而且还能够促进输卵管平滑肌的活动。

鸡血藤炖排骨

原料：鸡血藤300克，猪脊椎骨或肋骨150克。

做法：

● 将鸡血藤放入热水中浸泡、搅拌，促进胶质溶出，然后把渣捞出来，重新加入清水煎煮，待剩余的胶质彻底溶出以后，将两次胶质混合煮沸，凉凉后放在冰箱里，分10次备用；

● 取1次量的鸡血藤膏，与猪脊椎骨一同放入锅中，炖煮1小时以上，天然骨胶就完美出炉了！

功效：鸡血藤苦辛微蕴，具有活血调经、补血通络的功效，而且还可以抑制血小板的聚集，具有不错的抗炎作用；猪脊椎骨或肋骨中含有天然胶质，具有一定的滋阴作用。

川七炖鸡

原料：川七15克，鸡肉300克。

做法：

将川七打碎，放入锅中，再放入鸡肉，加入适量水，蒸炖1小时即可。你可以根据自己的口味，随意往里添加调料调味。

功效：川七甘苦微蕴，具有止出血、化瘀血、抗炎的功效；鸡肉富含多种对人体有益的营养成分。

总之，输卵管阻塞所造成的不孕，防范比治疗更重要，只要你平时注意预防，就不会被输卵管堵住了自己的好"孕"气！

痛经也会影响自己要小宝宝？做女人真的不容易啊！既要容忍痛经在每个月的那几天把自己折腾的死去活来，还要承认痛经和自己做妈咪要宝宝也有关系！想要宝宝的你，赶快来查看"大战"痛经、好"孕"全攻略吧！

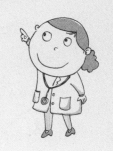

痛经女人好"孕"全攻略

每个月"大姨妈"来看你的时候会不会总是带来一个不太受你欢迎的客人啊？嘿，猜对了吧，对，就是痛经。每次随行的客人一来，使你本来就不好过的这几天，更是雪上加霜——卧床休息、暖水袋敷肚子、喝红糖姜水、吃止痛药……每次"大姨妈"把它带走的时候，你都想欢呼雀跃。

如果你认为痛经只是让你每月那几天痛苦，你是有点天真了……有的痛经可是会影响你要小宝宝的！先来了解一下这个可恨"客人"的各种顽劣吧。

⭐ 生理性疼痛

这种生理性的痛经一般是因为受寒，或者宫颈管狭窄等非病理原因造成的，一般是不会影响怀孕的。

致痛原因

既然是生理性痛经，自然就跟病理性痛经有很大区别！的确，它没有器质性病变，往往是由于你在经期前或经期中，精神紧张、劳累过度、食用冷饮、用凉水或贪凉等，导致月经时形成血块，而这些血块想要通过你狭窄的宫颈"大门"，子宫就不得不加速收缩，从而引起肌肉紧张，导致腹部疼痛。而且这种痛经总是跟"大姨妈"如影随形，"大姨妈"一出现，它也会马上到来。

自诊方法

一接触到凉的食物、冰的饮料等，疼痛就会加剧。

解决方法

经期多休息，少劳累，避免接触凉物等。

好孕攻略

已经结婚的你，特别是已经生过一次宝宝以后，子宫的位置往往就会得到一定程度的纠正，宫颈管也会变得松弛，这时，由于宫颈管狭窄而导致的这种生理性痛经就会明显好转，甚至自愈，不会影响到你的正常受孕。不过，平时，你仍要注意不能淋雨、受凉，不要吃太多冷饮、参加剧烈运动（如长跑、游泳等），只要注意调理，你的痛经症状就会明显减轻。

⭐ 子宫内膜异位

子宫内膜异位是由于子宫内膜组织生长在子宫腔以外而引起的一种疾病。也是一种常见的妇科疾病。据调查，大约有1/3不明原因的不孕跟子宫内膜异位有关系。

致痛原因

经血逆流。

自诊方法

月经前后出现腹痛、性交痛。患有子宫内膜异位时，你往往会有继发性痛经，而且疼痛会比"大姨妈"早来1～2天。不仅如此，你还可能会有下腹部、背部进行性疼痛，有时候还会放射到腿部。等到"大姨妈"真正到来的时候，这种疼痛反而会有所缓解。

解决方法

腹腔镜手术以及服用中药。

好孕攻略

招待"大姨妈"时，你要注意保持良好的心情，避免参加剧烈运动，如果腹痛剧烈，就要及时卧床休息。此外，在"大姨妈"到来时和离开后，都要注意做好腹部保暖措施，比如用热水袋热敷等。

要特别注意"大姨妈"到来时的卫生，尽量不要在"大姨妈"即将到来时和刚离开后"爱爱"。而且，要注意保持你的"秘密花园"清洁，招待"大姨妈"时不要盆浴、游泳，并勤换卫生巾和内裤，以防感染。一旦发现"大姨妈"不畅通，就要马上就医，不要等到经血逆流了才后悔！

饮食上，要以清淡、富含营养且容易消化的食物为主，多吃些新鲜蔬菜、水果，避免食用生冷、辛辣、煎炸、肥厚等刺激性的食物。

⭐ 盆腔炎

一般来说，生理性痛经多出现在未婚女性身上，而已婚甚至已经生过一次宝宝的你，若还出现比较严重的痛经，那多半就是病理性痛经，如盆腔炎。

致痛原因

盆腔充血诱发炎症。

你的盆腔可以说是一个"聚宝盆"，里面藏着子宫、卵巢、输卵管、盆腔腹膜等众多器官和组织。正是因为"宝贝"多，所以炎症发生的情况也千差万别，既可能只有某一个部位发生炎症，也可能好几个部位同时发病，这就导致慢性盆腔炎引起的痛经范围非常大。在"大姨妈"光临的时候，盆腔内充血，这就会使炎症变得更严重，从而引起腹痛。若是不及时治疗，炎症蔓延到输卵管，会导致输卵管堵塞，进而影响到卵巢，严重的可能导致不孕。

引起盆腔炎的另一个重要"凶手"就是不正规的妇科手术，比如人流手术，很多女性在接受不正规的人流手术以后，就会出现盆腔炎。所以，在做妇科手术的时候，一定要去正规的医疗机构。

自诊方法

上腹两边有持续性的疼痛，甚至放射到腰骶部。

解决方法

药物治疗消除炎症以后，就能够顺利怀孕了。

好孕攻略

如果你患有盆腔炎，又打算要宝宝，就一定要去看医生，在医生的指导下服用抗炎药物治疗，千万不要听信一些"民间偏方"或者想当然地自行用药。你要知道，就算是同一种器官引起的痛经，其病因也会有所不同，在治疗时用药种类和用药量也自然有所不同。比如，你同事的痛经跟你一样剧烈，但她可能吃两片消炎止痛药就没事了，但你却吃再多也不行，甚至还会产生副作用。所以，一定要在医生的指导下，根据你的具体情况，对症下药，这样才能既有效又安全，帮你尽快解除痛经并顺利怀上宝宝。

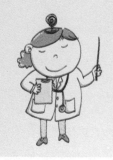

你游刃有余地游走在职场中，面对多少职场问题都不在话下，唯独说到孕育宝宝、做好妈咪，却心里发虚……职场女性为什么容易不孕？这个问题困惑你好久了吧。

不孕为何偏爱职场女性

在如今这个体现男女平等的社会中，有一个理由使得女性与男性没有分别，那就是"职场生存"！面对这个强大的理由，很多女性和男性一样兢兢业业地熬夜打拼着，如此才可以换来女性在职场中叱咤风云的可能。但是，职场女性却仍然被家庭所束缚，孕育宝宝是她们除了职场之外，不得不背负的重要责任。

当一个职业女性想要孕育自己的宝宝时，她们总是在心里安慰自己："准备怀孕的时候，我会花半年时间好好调理。"等到自己认为的怀孕时机到来时，却发现无论经过多少努力，肚子就是一直毫无动静。你可曾怀疑过自己的不孕和职场会有关系吗？答案是肯定的。

⭐ 困扰职场女性的排卵障碍

作为女性，不孕不育的首要原因就是排卵功能障碍，而如果你是职场女性，相信这就更是困扰你的生育难题了。

所谓排卵障碍，其实就是在月经周期中，你的卵巢没有排卵，或者就算有排卵，但排卵后的黄体功能却不健全。

是什么导致你排卵障碍呢？其罪魁祸首就是多囊卵巢综合征。前面我们也已经说过了，这种病的病因目前还不明确，但医学界普遍认为，跟你所处的环境和遗传因素有关系，比如你经常精神紧张、滥用药物或者患有其他疾病等，都有可能引发此病。

对职场女性而言，干扰你排卵功能的因素就更多了，像精神因素、居住环境、人际关系、夫妻感情等，都可能影响你的卵泡发育和排出。这并不难理解，你每天要应对繁忙的工作，生活不规律、熬夜加班、睡眠不足等都是家常便饭，而且这些都会让你的健康频频亮起红灯。可能你自己还没有察觉到，但的确就是这些问题干扰了你的卵巢的正常排卵功能，导致你月经不调甚至闭经。此外，生活不规律会直接影响你和老公的"爱爱"，从而影响精子与卵子的结合，使受孕率大大降低。

★ 错误治疗方法造成损伤

在不孕不育的职场女性中，还有不少人是因为输卵管不通而导致的不孕。输卵管堵塞又多是由于慢性子宫内膜炎所致。子宫内膜发生炎症后，你可能根本没有注意到，或者虽然注意到了，但忙于工作而忽视了治疗，这样炎症就会蔓延至输卵管内膜，导致输卵管内膜炎症，进而引起输卵管堵塞。当然，一些妇科手术，比如流产、上环、腹部手术等，如果操作不当，也可能导致输卵管堵塞。

为了能够早日当上妈咪，很多职场女性都非常"珍惜时间"，盲目甚至过度地使用输卵管通水治疗。然而，在多次通水以后，输卵管积水不但没有好转，反而更加严重了，导致子宫肥大，输卵管形成水囊，这样一来，输卵管功能就发生紊乱了，不孕症变得更加复杂化。如果你的输卵管粘连严重，就不得不做输卵管粘连松解术、输卵管吻合术、输卵管造口术等。

事实上，治疗输卵管不通的方法很多，像输卵管通水、通气、内服药物、宫腔内注射药物、针灸以及外治法等，都能起到很好的效果。但千万不要只使用"通水"这一种方法，而且最好要到正规的医院治疗，这样才能得到正确的治疗。

★ 环境污染严重导致不孕

环境因素，也是引起你不孕不育的一个重要原因。

如今，特别是城市里，环境污染严重，这必然会增加你不孕不育的风险。此外，研究表明，女性非常容易受到装修、家具、电磁辐射和厨房油烟等污染的伤害，而这些都可能会影响你的"造人"计划。所以，备孕阶段的职场女性一定要格外注意，尽量远离环境污染，避免接触各种不洁环境。

★ 小心你化妆包里的化妆品

作为职场女性，必不可少的一项工作就是化妆。可是，你知道吗？化妆品也可能是你不孕的元凶呢！美容品中的化学物质"邻苯二甲酸盐"，不仅会导致男性精子数量大大减少，更会对你的卵巢产生不利影响。

★ 心理压力过大也要小心

现代社会竞争激烈，工作生活节奏较快，熬夜加班就成了很多职场女性的必修课，这样就导致一系列连锁反应：精神长期高度紧张，情绪缺乏疏导，继而引发生理上的病患。研究发现，如果你心烦气躁、情绪抑郁，就会影响下丘脑-垂体-卵巢性腺调节轴，进而影响卵巢中卵泡的生长、发育、成熟和排卵。所以，作为职业女性的你，想要早日怀上宝宝，就一定要学会调节心理和情绪，尽量保持心情愉悦，并选择合适的方式缓解压力！

作为职场女性，孕育宝宝是个不容易的过程，一肩要挑着自己的事业与梦想，一肩还要挑着当妈咪的责任与义务。但只要你学会回避这些会导致你不孕的各种因素，就能完成人生中最伟大的"造人工作"。

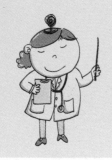

　　你一定不愿意相信，你们之间的"爱爱"竟然会导致不孕不育。可是，的确如此，如果你们之间的"爱爱"存在不正确的方式、方法，它就会耽误你们的好"孕"计划！

错误"爱爱"招来的不孕

　　夫妻间的"爱爱"是夫妻生活中一项重要的活动，不但关系到夫妻的生活质量，还是夫妻两人感情交流的纽带。但"爱爱"必须要尊重科学，否则不但不能使夫妻二人心旷神怡，反而影响夫妻生活质量与感情交流，还可能会添加不必要的麻烦，影响夫妻双方的身心健康，甚至引发疾病，造成不孕不育。相反，合理正确的"爱爱"方式，则能够提高不孕不育夫妇的怀孕机会。所以，正在筹备"造人"大计的你们，一定要重视"爱爱"这门夫妻间的必修课！

★ 检视你的"爱爱"习惯

　　有些人的性知识相对缺乏，他们会有一些非正确的"爱爱"习惯。正是因为这些不正确的"爱爱"行为，导致了夫妻二人没能成功孕育宝宝，错失了早日享受为人父母的快乐。比如，在女性经期期间仍旧坚持"爱爱"，就有可能导致女性不孕。临床发现，在许多不孕不育的夫妻当中，很多人都曾在经期"爱爱"，因为他们错误地认为经期"爱爱"会提高怀孕率。

首先，经期"爱爱"是不符合卫生要求的。女性处于经期的时候，子宫内膜会形成一个广泛的创面，而且处于暴露的出血状态，这时候的子宫抗病能力非常差。再加上血液滞留，细菌不仅非常容易入侵，而且还会获得一个非常舒适的"温床"，从而肆无忌惮地在子宫里繁殖，这样一来，就可能患上输卵管阻塞、输卵管炎、子宫内膜炎等疾病。

其次，经期"爱爱"还可能引发女性免疫性不孕症。如果你的身体免疫反应正常，当某种抗原入侵以后，免疫系统就会很快受到刺激而做出应激反应，产生相应的抗体。接种疫苗预防疾病的方式就是采用这个道理。但如果你在经期"爱爱"，精子在子宫内膜破损的地方与溢出的血细胞相遇，甚至进入血液，就会刺激你的免疫系统，产生抗精子抗体，从而诱发免疫性不孕症。这样一来，当精子进入你的生殖道以后，就可能会被无情地抑制、凝集，甚至失去活力。就算有一部分精子能够战胜这些抗精子抗体，成功地与卵子结合，也会在很大程度上伤害你的元气，容易导致流产或宝宝畸形。

另外，还有一些夫妻为了防止尿路感染，在"爱爱"以后，喜欢马上去排解小便，这从卫生的角度来看，并没什么不对。但对于正在筹划"造人"的你们来说，长期如此就非常不妥了。因为"爱爱"以后马上小便，会导致精液大量外溢，从而大大减少了精子与卵子相遇的机会，可能会导致你错失怀孕时机。

⭐ 注意你的"爱爱"频率

急于做爸爸妈咪的夫妻，大部分都会有一个共同的心态，那就是"百发必有一中"，因此，这部分人就会有"爱爱"过频的现象存在。

我们知道，正常男性"爱爱"时射精量为1毫升～6毫升，里面含有的精子数量超过3000万个，而且70%的精子都能够正常活动，但能够顺利通过生殖道、进入子宫腔的只有1%～5%，最后更是只有1个精子能够获得冠军，成功地与卵子结合在一起，成为受精卵。这充分说明一个事实："受精淘汰赛"的淘汰率是非常高的。

如果"爱爱"过于频繁，就会使男性的精液量减少，精子密度降低，精子质量下降，精子生存率自然也会大大降低，这样一来，精子就会"供不应求"，毫无疑问，就会影响"受精淘汰赛"的正常进行，受孕的机会当然也就大大减少了。所以，急着要宝宝而过于频繁的"爱爱"，不仅无法让你更早怀上宝宝，相反还可能会影响你怀孕的概率。这时，最好的解决办法就是节制"爱爱"的次数。

此外，"爱爱"过频也可能会引起不孕不育，其原因就是女性的"免疫抗体"，这与前面所讲的经期同房造成的后果一样——不断产生抗精子抗体。精子和精液中含有的各种蛋白质，频繁地对你进行刺激，会在你的生殖道内被吸收后，被当做抗原处理，从而引发你身体的免疫系统的"自我保卫战"，进而产生抗精子抗体。这种抗精子抗体会使精子凝集或失去活力，从而对受精过程产生直接的不利影响。可见，"爱爱"过频，往往事与愿违。

如果你由于"爱爱"过频产生抗体而无法怀上宝宝，最好暂停"爱爱"一段时间，或者暂时使用避孕套避孕，让你的阴道不再接触老公的精液，等到你体内的抗精子抗体消失以后，再进行正常"爱爱"，这样受孕概率就提高了。

⭐ 欲速则不达

总是有些急于做爸爸妈咪的夫妻求子心切，心理压力大，但又不顾自己本身应酬繁忙，身体疲劳，每次爱爱都想"一枪打中"，结果却由于紧张、劳累而频频"走火"。

其实，这时，你老公由于身体疲惫、精神紧张，精子的数量和质量都不怎么样，自然就会"打"不中"靶心"。而对你而言，生活、工作上的精神压力，也会直接影响你下丘脑的神经活动，导致内分泌异常，这样就会导致输卵管痉挛、宫颈腺体分泌异常等，从而引起不孕。

遇到这种情况，你和老公都不要过于紧张，要学会放松精神，这样才有利于大脑的神经活动，促使体力和性功能恢复正常，从而达到怀孕的目的。

⭐ 为你的"爱爱"选好时机

如果能在排卵期"爱爱"，让精子与卵子来个不早不晚的相遇，可谓天时、地利、人合，这是所有备孕夫妻都所期待的。为了提高受孕率，那就为你们的"爱爱"选好时机吧。

一般来说，你在每个月经周期都只会排一次卵，卵子通常能存活18～30小时，所以，在你排卵后的24小时内，让精子与卵子相遇，才能成功擦出爱的火花，并开花结果。而精子进入你的身体以后，通常可以存活1～2周，但你不要高兴得太早，这并不表示受精成功的概率升高了，因为精子的受精能力通常不会超过48小时。所以，你要根据自己的月经周期，推算出预定的排卵日，并在预定排卵日的前两天、预定排卵日当日及预定排卵日后一天各"爱爱"一次，这时受孕成功的概率是比较大的。

★ 控制好你"爱爱"的高潮

早有研究指出，如果"爱爱"时出现性高潮，受孕的机会就会增加。这是为什么呢？原因有三：

第一，性高潮的时候，你的子宫内出现正压，而在性高潮之后，压力就会急剧下降，直至降为负压，这时，精子就容易往子宫腔内游动。

第二，由于性兴奋，子宫的位置会升高，这样的结果就是宫颈口与精液池的距离拉近了，更利于精子向内游入。

第三，阴道通常都呈现酸性，pH值比较低，这对精子生存活动非常不利，而在性高潮的时候，阴道分泌物增多，pH值升高，有利于精子的生存活动。

可见，夫妻双方学习一些性心理与性生理知识，促进你的性高潮的到来，不仅可以提高彼此的性生活质量，还非常有利于"造人计划"的实施，实在是一举两得！

总结了以上内容，原来夫妻间的"爱爱"还有如此多的讲究，错误的"爱爱"会招致不孕，那些一直在努力却始终没有"喜讯"的夫妻们，赶紧重新开始规律、正确的"爱爱"，为自己孕育一个健康宝宝吧。

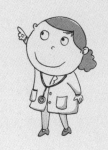

你的人生肯定经历过许多挫折，风风雨雨过后，你一定明白一个人无论在面对什么时，心理因素都是最重要的。同样，心理因素对赶走不孕也是十分重要的！

赶走不孕，从"心"开始

关于不孕的原因，我们讨论了许多，大部分都是生理上的问题，那么心理性因素在女性不孕中又扮演了怎样的角色呢？其实，心理性因素跟生理因素一样，也是阻碍你成为妈咪的一大"恶人"。

发现自己怎么努力，肚子都很不"争气"的时候，你的心理肯定十分脆弱吧，而且，情绪变得十分不稳。这时，就需要老公和家人的关心和爱护，来帮你解决这一大难题。

为了让自己更准确地寻找到针对性治疗的措施，早日摆脱不孕，你首先要读懂自己不孕的心理！就让我们一起来看看影响你不孕的心理因素吧。

⭐ 长辈的压力

当你得知自己生育能力有问题时，肯定会感到震惊、不敢相信吧。可家里的长辈都盼望能够早日抱上孙子，特别是年岁已高的长辈，更是抱孙心切。这样，长辈的殷切盼望就自然而然会增加你的心理压力，让你背负沉重的心理负担。

这时，不管身边的老公、亲人和朋友怎么安慰你，或者周围"好事者"怎么议论你，统统都会化为一道精神枷锁，从此以后，你就会变得焦虑、烦躁。

可是，每天与焦虑情绪为伴，只会增加你不孕的程度，对治疗不孕和怀上宝宝毫无益处。所以，被医生判了"死刑"以后，也要调整好心态，积极采取治疗！

⭐ 治疗不成功，导致恶性循环

很多不孕女性在焦虑情绪的驱使下，就会想尽办法"造人"，甚至四处求医、盲目求医。

盲目求医，其结果注定是失败，这必然会加重你心理上的负担，让你为无法体验做妈咪的快乐而暗自难过，为周围人的议论指点而痛苦不已，为亲人的失望而默默流泪。于是，你肯定会更加疯狂地寻求"名医"。可在一次次无果以后，你一次次失望。这时，你会发现你已经陷入了一个跳不出来的恶性循环。

可能你觉得找一千个医生总会有一个能帮到你，这种可能的确不是没有，但其实此时的你更多的是在盲目求医，根本无济于事。倒不如冷静下来，去正规医院做下检查，在征求医生的意见以后，再决定下一步怎么做。因为可能你本来还有希望怀孕，但身处在心理和生理双重痛苦的恶性循环之中，你怀孕的可能性只会越来越小！

⭐ 工作压力，情绪影响

现代社会生活节奏快，各方面竞争压力大，很多女性经常熬夜加班，以致生物钟甚至内分泌紊乱。也有些女性由于工作上屡遭打击，精神处于高度紧张的状态，心情抑郁，睡眠不好，再加上盼子心切，情绪极其不稳定。这一系列不良状态都会增加你受孕的难度，提高你不孕的概率。

从上面这几种影响女性不孕的因素中，我们可以看出，一旦确诊不孕，你的各种负面心理因素就会出来作怪，特别是年龄稍长的女性，心理压力会更大，甚至会失去治愈的信心，这样会在很大程度上加重治疗的难度。

所以，如果你也不孕，一定要多跟老公和家人沟通，放下沉重的思想负担，自信从容地从痛苦中走出来，积极调整心态，减轻自身的压力，果断地打破恶性心理循环，并以积极的心态配合治疗，以期达到尽早怀孕的目的。赶走不孕，从"心"开始吧！你一定可以做到！

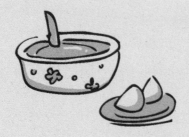

第七章

好孕备忘录——那些你不能忽略的小孕事

"丁克一族"反悔要趁早

学会和"大姨妈"和平相处

找出排卵日,受孕变简单

保护子宫健康,上好五大保险

赶潮生育,宝宝一生压力大

宫外孕有哪些"警报"

安全套怎么用才安全

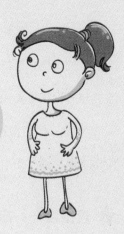

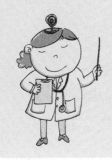

你曾经或者现在也是一度盛行的"丁克一族"吗？如果你有放弃享受二人世界，想要回归到传统家庭的想法，可是宜早不宜迟呢！错过最佳生育年龄的你，可要早日搭上为人父母的末班车呀！

"丁克一族"反悔要趁早

"丁克"之风曾经盛行一时，不少夫妻因为各种各样的原因都加入了"丁克一族"，他们尽情享受着二人世界。然而，不知何时开始，有许多"老丁克"们最终自愿放弃了"丁克"式生活，想和过去说再见，想为自己要个宝宝，想方设法也要让自己搭上为人父母的末班车。

可是，他们错过了最佳生育年龄，怀孕了，就是高龄产妇，这对妈咪和宝宝来说，都存在很大风险。所以，"丁克一族"们，反悔要趁早！

★ 理由之一：高龄孕妈咪易患妊娠期综合征

不得不承认，岁数不饶人。已经属于高龄女性的你和年轻妈咪相比，身体的各项机能都在下降，更厉害的是，也许在你身上还潜伏着一些平时不易察觉的疾病，现在怀孕了却显现出来了，比如妊娠期糖尿病、妊娠期高血压疾病、心脏病等，这些疾病统称为妊娠期综合征。

妊娠期高血压疾病是一种比较常见的高龄孕妈咪妊娠期疾病，它会在很大程度上危害准孕妈咪的健康。如果孕妈咪怀孕患上高血压，肚子里的小宝宝就不得不长时间处在缺氧的环境里，这对于他的发育是非常不利的，宝宝得不到充分的营养，久而久之，宝宝就容易在出生时体重偏轻、身体较弱，甚至出生后的生长发育也会受到影响。如果高血压一直发展下去，孕妈咪还有可能出现脑血管意外或是脑出血，这些更是会危及孕妈咪的生命。

妊娠期的心脏病和糖尿病在高龄妈咪中发生率也是比较高的。妊娠期糖尿病容易生出超大儿。如果不加以重视，发展严重会危及孕妈咪的生命，或是导致宝宝胎死腹中悲剧的发生。这些妊娠期疾病，有的会在你生产后自然痊愈，有些则可能会一直跟随你，终生相伴，给你的一生带来极大的不便。

⭐ 理由之二：高龄孕妈咪心理负担会加重

高龄怀孕对妈咪身体的危害，除了上面提到的生理上的，还包括心理上的。很多高龄的初产妇想法比较多，会格外紧张。比如，她们经常会想到，自己受年龄限制，以后怀孕生子的机会会比较小，所以表现为过度紧张这个宝宝，时常会担心肚子里的宝宝生长发育是否正常……这无疑就会加重孕妈咪的心理负担，精神过于紧张，从而影响到血液流通、体液的激素释放等，而这些都会使胎宝宝的整个发育过程受到影响，甚至会影响到孕妈咪分娩是否顺利。

⭐ 理由之三：高龄孕妈咪易难产

高龄孕妈咪在分娩过程中还容易发生难产。这是因为高龄孕妈咪的身体机能已经没有年轻产妇那么好了，生产过程中容易出现宫缩乏力、体力不支等情况。其中宫缩乏力则会影响胎宝宝顺利进入产道，从而给生产造成困难。

⭐ 理由之四：不利于胎宝宝发育

对于35岁以上的初产妇，医生会根据实际情况向孕妈咪提出进行剖宫产的建议，以减少难产的危险。从生理角度来说，剖宫产毕竟是手术，对孕妈咪的身体会造成一定程度的创伤。产后会比自然生产恢复得慢，而且也不利于宝宝的发育。在自然分娩中，胎宝宝在通过产道时，由于受到挤压作用，会自然地吐出口中的黏液、羊水等，不会将这些物质吸入体内；而剖宫产中宝宝会直接从妈咪的肚子里被抱出来，不会经过产道，自然也就无法因挤压作用吐出口里的东西。虽然在宝宝出生以后，医生会帮助宝宝吸出口里的这些液体，但并不能保证可以吸得干净彻底，如果有遗留的液体被宝宝吸入体内，就非常容易导致宝宝患吸入性肺炎。

⭐ 理由之五：高龄生产对产后恢复不利

如果你是第一次怀孕的高龄孕妈咪，医生往往会建议你进行剖宫产。剖宫产以后，你需要比自然分娩更长的时间来休息，才能使你身体的各项机能恢复正常，子宫恢复原状。不仅如此，作为高龄妈咪的你，身材、皮肤等各方面的恢复也比年轻妈咪慢很多。而且，你的体力和精力也远不及年轻妈咪，这对照顾宝宝来说是非常不利的。

　　了解了以上五大理由，你是否明白作为"丁克一族"，如果想要反悔，那是越早越好？如果婚后实在因为工作、家庭等原因不能尽快怀孕生子的话，那么怀孕的时间可以适当延长到30~35岁之间，这在一定程度上可以降低高龄生子的危险，产后恢复也会快一些、好一些。

　　当你经历了"十月怀胎，一朝分娩"之后，怀里抱着自己孕育的宝宝时，一段全新的人生旅程已经为你开启，你将获得更多的幸福与快乐的源泉。到时，你一定会庆幸自己没有将"丁克一族"进行到底，庆幸自己醒悟得不算太晚。

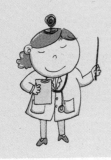

只是了解了怎样调理"大姨妈"这个"亲戚",还是远远不够的,要想方设法把她变成我们的"闺密",让她的来去不是我们心情与生活上的负担,这就要深入地了解她的品行,彻底地摸清她的脾气!

学会和"大姨妈"和平相处

每次和姐妹们说起"大姨妈",就一定有诉不完的苦。这位大家共同的"亲戚"可不一般,每月她的到访总让你们集体身子不爽、心情郁闷、脾气暴躁。可若是到日子她不来,也同样会令你我忧心忡忡、提心吊胆。究竟要如何才能在特殊的日子里也能逍遥自在呢?女人啊,学习如何与这位"亲戚"和平相处将是我们一生的任务。那就先来深入解读一下这位"亲戚"吧!

⭐ "大姨妈"的行程表

"大姨妈"最理想的状况是:平均每28天到访一次。但以下几种情况也算正常。

- 21～35天来一次。

- 距离预定日期，每个月前后相差5天左右。

- 如果你的月经周期稳定，例如40天或42天来一次。

如果"大姨妈"的日程表开始混乱起来——早来、晚来或是不来，才会令人担心。

总是不来要小心

如果你的"大姨妈"该来却一直不来，除了"中彩票"——怀孕，那很大的可能性就是你的卵巢功能失常了，当然，也可能是其他原因造成的，比如甲状腺素过高或过低、泌乳激素过高等，都会抑制排卵。

突然造访挺吓人

如果"大姨妈"突然造访——非月经期间出血，这无疑是最吓人的了。如果是在月经周期中间出血，而且出血量很少，时间也不长，两三天就结束了，就可能是排卵期出血。如果出血既不是在月经期，又不是在排卵期，也不是在"爱爱"后，你就要提高警惕了！因为怀孕、宫外孕、流产、子宫颈息肉、子宫糜烂、子宫颈癌，或者卵巢瘤、子宫肿瘤、子宫内膜异常增生等，都可能造成异常出血的情况。

出现以上这些状况，还是去医院检查了再说。先通过检查确定有没有怀孕，如果没有，再考虑病患的可能性。当然，也可能只是一时的生理周期改变，这样的话你就更不用惊慌了，再观察一个月再说吧！

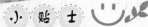

1、如果生理周期太短，你就很容易贫血体虚，可以让大夫用中药或西药帮你调整生理周期。

2、如果生理周期太长，这会使你不易受孕，所以需要自己格外留意。

3、如果你的生理周期超过2个月，你就应该马上去医院就诊，请求医生的帮助。

4、如果你的"大姨妈"在一年当中有一两次没来，或者一个月造访了你两次，你也不用太紧张，再继续观察一个月再做打算就可以了。因为熬夜、压力、吸烟、吃药、体重大幅度改变等都会使你的激素分泌出现异常，从而影响你的生理周期，促使你的"大姨妈"改变行程！

★ "大姨妈"的变脸术

作为新时代的女性，你平日里一定有许多丰富多彩的生活，你积极参加这些活动的同时，"大姨妈"也开始赶时髦，学起了风靡全世界的川剧里的"变脸"。不过，她一变我们可就需要格外留神了：

变脸一：外观

你的经血中偶尔夹带一些血块属于正常范围，但是如果血块量很多、很大，你就要小心了，最好去医院进行检查，因为这很可能是你的子宫内膜出现病变的信号。

变脸二：颜色

从中医角度来看，如果你的体质偏寒，你的月经量就会比较少，经血颜色比较暗淡。颜色暗，意味着你的体质偏寒；颜色淡则是说明你气血较虚。反之，若是你的经血量很多，而且颜色鲜红，那么你就属于偏热的体质。

除了体质差异以外，如果你躺卧、久坐，也可能会导致经血暗沉。当你保持一个姿势时间过长的时候，经血长久地蓄积在子宫或阴道内，就会变色，你起身或走动时已经变了颜色的经血才有机会流出。所以你要注意勤换卫生巾，量多的那两天更是需要勤换，至少每隔两小时你就需要更换一次卫生巾，以防止细菌滋生。

变脸三：味道

如果经血发腥，还夹杂恶臭，除了因太久没换卫生巾外，如果还伴随有疼痛、发热，那可能就是身体被感染的征兆。

★ 白带——"大姨妈"不能缺少的搭档

正常情况：

- 月经前——白带会变白，且比较浓稠，甚至略微偏黄。

- 月经后——白带会变得比较透明。

- 排卵期——白带增多，变成像鸡蛋清一样的透明水状。

异常情况：

- 白带中有血丝或者呈微红色——如果排除是排卵期的出血或是"爱爱"时出血，你就需要赶紧就医。

- 白带的味道很臭，颜色变得很黄，甚至出现绿色，同时还伴有阴部瘙痒的症状——那就多半出现了阴道感染现象。

★ "大姨妈"的臭脾气

痛经是"大姨妈"在耍脾气，这个后果只有一个：就是疼！

随意进补反而会越吃越疼

你可能会认为痛经是由于你的体质"较冷、子宫偏寒"所导致的，于是你就拼命地进补，可结果呢？你会发现痛经不但没有好转，反而更加严重了。事实上，大部分女性的痛经是由于骨盆腔充血所致，尤其是患有子宫内膜异位的女性。中医把这种体质称为"下焦湿热"。在这种状况下，显然温热的补药并不对症，而是应该吃寒药。所以，痛经也不能随便补。

痛经与结婚关系不大

有没有人曾经对你说过"结婚后痛经就会好"？事实上，这种说法并不正确，因为只有在你生完宝宝以后，痛经才会有所好转。怀孕时，你的子宫被宝宝撑大，生完宝宝以后，子宫收缩力减弱，这时，"大姨妈"再造访你，你的子宫也不会再像之前那样收缩得厉害了，自然也就不会那么痛了。

这种痛经往往不是病变所致，想要改善，最好的、最经济的办法就是平时多参加运动。运动不仅能够帮助你缓解压力，放松肌肉，更能促进你的气血循环，从而促使你的"大姨妈"顺利排出体外，这样疼痛自然就会大大缓解。

★ 取悦"大姨妈"

"大姨妈"每个月的大驾光临，你一定也希望能取悦于"她"，和

"她"和平相处。有的人平时尝尽各式滋养补品，用来讨好"大姨妈"。但我们需要谨记——不是所有的月经失调都要进补。

如果你的子宫偏寒，"大姨妈"较少，来得也很慢，而且"大姨妈"一来，子宫就会严重收缩导致痛经，排经也很不顺畅，那么，在"大姨妈"造访时，你可以喝点红糖水、姜汤或热开水，或者吃点甜食，以此来缓解"大姨妈"带来的不适。等到"大姨妈"离开后，就可以开始吃中医补品了！不过，你一定要记住，这只适用于子宫偏寒的症状哦。如果你的子宫偏热、有充血性痛经，按照这些方法来招待"大姨妈"，只会火上浇油，痛上加痛。

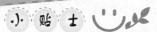

小 贴 士

1. 经期间不要吃冰冷的东西，以免刺激子宫收缩，增加疼痛。

2. 如果平日你的肠胃就不好或者经前常有拉肚子的情况，要避免吃当归与熟地等物，因为它们都有滑肠的作用，会使拉肚子的情形更为严重。

3. "大姨妈"到来之前，饮食上最好清淡点，并远离麻油、羊肉火锅、辛辣的川菜和湘菜等燥热的食物。

4. 如果你的肠胃健康，火气也不是特别大，而且"大姨妈"也不是很多，可以在"大姨妈"走后吃点四物（即熟地、当归、白芍、川芎）补血。

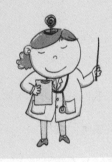

对于计划怀孕的你来说，准确找出排卵日，安排精子先生与卵子小姐的相遇，就像是一场不早不晚的邂逅，只不过这次邂逅关系到了你们的爱情结晶。

找出排卵日，受孕变简单

已经计划怀孕的你们，要为自己的爱情留下结晶，就要期待精子与卵子的准确相遇，这时妈咪的具体排卵日就是至关重要的。如何找出自己的确切排卵日期呢？要排卵了，会有什么提示吗？就用下面介绍的计算排卵日的方法来帮助你吧！

基本上，成熟的健康女性每月排卵一次，每次只排一个卵子，但也有例外。医学上是这样解释女性排卵问题的："女性在脑下垂体分泌的促性腺激素作用下，卵巢和子宫内膜每个月都会发生一次周期性的变化，以'月经来潮'作为重要征象。如果卵巢功能正常，卵子会在月经周期的中间，即下次月经前14天左右排出。"但排卵其实受许多因素的影响，与你的身体状况、情绪、服用避孕药物等因素都有关系，在这些因素的影响下，有时候你会提前排卵或一次排两个卵，有时候却会延迟排卵或不排卵。

为了受孕或者避孕，推算排卵期是必需的，而关于推算排卵期的方法，你肯定听说过许多：测量基础体温、检验尿液LH值、观察白带分泌物，甚至到医院接受宫颈黏液检查。但想精准"造人"，究竟哪一种方法最正确、最有效呢？

一般认为，具有科学依据，并且方便妈咪自行在家推算的方法有以下三种：

⭐ 测量基础体温

工具：女性基础体温计（或可以测量至小数点第二位的普通电子体温计）

这种方法适用于所有女性。你可以按照这种方法测量出自己的体温，然后记录下来，利用所测得的体温变化，找出排卵日期。但在测量过程中，有四件事你需要注意：

基础体温测量最佳时间

在你休息较长时间（至少4~6小时）以后，开始进行任何活动之前，所测得的体温，就是基础体温。由此可见，早晨起床是最佳测量时间。

基础体温测量方法

提前把体温计放在你的枕边或其他只要伸手就拿得到的地方，每天早上一醒来，先不要说话，也不要进行任何活动，将体温计放到你的舌头下面，测量约3分钟的时间，并将温度记录在"基础体温表"中。

排卵日期计算方法

排卵前，你的基础体温会有所下降，比平常低一些，等到排卵期到来时，你的体温还会持续下降0.1℃~0.2℃，排卵期一过，你的体温就会马上升高0.3℃~0.4℃，直到"大姨妈"到来。从基础体温表中，你会非常明显地看到，最高与最低体温的临界日期，这就是排卵日。

基础体温测量周期

为了能够在"基础体温表"中迅速地找出排卵日，你最好把某一次"大姨妈"造访的第一天，作为开始测量的第一天，并且连续测量至少3个周期。如果有不孕等问题，一定要及时去医院确诊。这样一连串的数值，才能帮你准确找出排卵日期。

小贴士 ☺

从理论上来看，通过测量基础体温来判断排卵日期的方法是比较准确的，但需要你付出极大的耐心和恒心来测量基础体温。对于想怀孕的你来说，这当然是非常值得付出的了。

★ 月经周期推算

工具：无

如果你的"大姨妈"总是按时报到，而且总是每21~35天来一次，那么你可以选用这一方法。我们按月经周期为28天来计算，排卵日是"大姨妈"预定到来日的前14日，也就是：28－14＝14，排卵日为周期第14天；再比如，你的月经周期为32天，即32－14＝18，排卵日为周期第18天。

对于那些月经不完全固定，但月经周期仍在21~35天的范围内的女性来说，建议先对自己的月经周期仔细观察一整年，确定出最长周期和最短周期，然后套入下面的公式，就可以计算出大概的排卵时间段。在这个时间段里进行"爱爱"，必然会有利于你怀上宝宝。

排卵时间段＝（最短月经周期天数－18）~（最长月经周期天数－11）

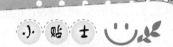

现代都市白领们压力大，生活不规律，睡眠、情绪难控制，月经周期容易不固定。想怀孕的话，你一定要注意调整生活步调、放松心情。对于依靠排卵日来受孕者，不能只看月经周期，最好采用其他方法来辅助合并推算。

宫颈黏液性状：排卵前24小时，准妈咪的宫颈黏液量会明显增多，黏性变得很强，不容易被拉断，透明无色。

⭐ 验尿液LH值

工具：排卵试纸

如果你需要非常确定的排卵日期，你可以选择测量尿液LH值的方法。测量用的相关产品在任何一个药店里都能买的。这种产品是利用你在排卵前（24~36小时）LH值会升高，从而准确掌握即将排卵的时间，为想怀孕的夫妻提供最佳受孕时间。

何谓LH？LH是Iuteinizing Hormone的缩写，即"促黄体素"或称"黄体生成激素"。

在使用排卵试纸时，你需要注意以下事情：

● 排卵试纸不能重复使用。

● 不能使用早晨的第一次尿液，而且进行测试时，选择中段尿液为佳。

● 试纸药房都可以购买到，使用方便。但排卵试纸的相关产品很多，使用前一定要详细阅读产品说明书。

小 贴 士 ☺

理论上，以验尿测得LH值可以帮助你确定排卵日期，但你要了解的是，黄体素升高并不说明你会立即排卵。

如果你实施怀孕计划已经有一段时间了，却仍没有怀孕，不妨到医院妇产科求诊，因为不孕的原因有很多，排不排卵只是其中一个原因，只有准确找到原因才能好孕，把这问题交给专业的医师来为你诊断才是上策。

每个妈咪的身体里都有一个"梨形"器官，是产生月经和孕育宝宝的地方，这就是子宫。这是个温暖的地方，是宝宝在这世界上的第一个家。正是因为子宫如此重要，它所面临的各种问题更是我们不容忽视的。

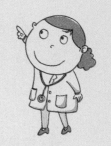

保护子宫健康，上好五大保险

子宫担任着孕育小宝宝、分泌多种激素维持你内分泌稳定的重要角色。在你一生的各个时期，子宫都可能会遭遇到各式各样的困扰，尤其是处于备孕阶段。

子宫生起病来是很可怕的。你了解吗？如果你不小心被某些微生物感染，就可能导致子宫发生炎症，出现各种妇科常见病，比如宫颈糜烂、子宫内膜炎、子宫颈炎、盆腔炎等。如果你内分泌失调也会导致子宫发生病理变化，比如月经不调、子宫功能出血、子宫肌瘤、宫颈癌、卵巢肿瘤等。这些可怕的疾病都可能给你的身体和未来的宝宝造成不可磨灭的伤害，而且容易导致不幸意外流产、习惯性流产、葡萄胎、宫外孕等非正常妊娠。

每一次子宫生病都会给你未来的宝宝带来潜在的可怕危险和后果。作为备孕妈咪的你，了解到这些以后，一定很紧张吧？没关系，别怕，有问题存在，就有解决问题的办法。让我们一起为给未来宝宝提供一个健康的生长环境，打响一场保卫战吧！只要做好以下五项保险工作，这场战役的最终胜利一定属于你。

★ 重视日常清洁，拥有健康的性生活

保险指数：★★★☆☆

作为"秘密花园"的子宫，其实它的守卫森严，本身是可以抵御危险的。但再严谨的防御系统依然会有漏洞，许多病原体的造访就会破坏它的健康。日常生活中，你是否重视对自己私部的清洁工作呢？最好选流动的清水洗涤，维持阴部的自然弱酸性环境，防止病菌的侵入。需要指出来的一点，那些女性专用清洗液还是留到有异感的时候再使用吧。

性生活不总是美好的，为你带来身心愉悦的同时，也会带来麻烦。所以聪明的你要学会对这几点坚决地说不：对不重视清洁说不，在你和你的另一半亲热前，前戏很重要，比前戏还重要的那就是要做好清洁工作，男人的包皮垢对宫颈的刺激可是引起宫颈糜烂、子宫颈癌的因素之一，所以乖乖洗干净，对大家都好；对经期"爱爱"说不，经期的时候，你的子宫口微微张开，子宫内膜脱落，血窦开放，你身体的整体免疫力下降，此时"爱爱"很容易使子宫感染各种炎症；当子宫有炎症或病症时，也要对"爱爱"说不，否则就是雪上加霜。

⭐ 合理正确地避孕

保险指数：★★★★☆

两性关系中避孕也是不可避免的话题，对子宫健康更是十分重要。意外怀孕后的人流对子宫的危害是非常严重的，且是不可逆转的。所以，不要因为你的疏忽大意，让宝宝的"小房子"也遭受伤害，一定要合理正确地避孕。

如果在备孕期间，你尽量不要再口服避孕药避孕了，因为避孕药不但会伤害你的子宫，如果药物清除干净之前怀孕，还会对宝宝造成严重伤害。也尽量不要使用子宫内避孕器，这种避孕方式不但容易引起月经不调、痛经、子宫感染等，若是在摘除避孕器之前怀孕，还可能影响宝宝的健康成长。

⭐ 重视日常饮食与情绪调节

保险指数：★★★★☆

你一定也发现了日常饮食的重要性。同样，保护子宫健康，也需要你重视日常饮食。什么该吃什么不该吃，你可都要谨记于心啦！坚持低脂饮食，多喝白开水，注重饮食的合理搭配、各种维生素和含铁食品的吸收，忌食辛辣、酒类、冰冷的食物。尤其是"大姨妈"在的日子里，更要重视摄取营养、贴暖宝宝，多吃红糖、生姜和红枣等食品。

而情绪的调节则是另一道不可忽视的日常大餐，这也有利于你的子宫健康。一般来说，子宫的疾病与雌激素有一定的关系，而激素分泌水平与人的情绪有直接的关系。显而易见，想要保持正常的内分泌，就算你经常压力很大，也要让自己保持乐观开朗的心态哟！

⭐ 坚持日常自检，警惕异常信号

保险指数：★★★★☆

每次想到去医院进行繁复的仪器检测，你一定十分头痛吧？现在，你可以不用再头痛了，因为你完全可以在家里进行一些简单的自我检查。只要你每个月都拿出一点点时间来观察和总结自己的身体，就能有效预防不少疾病。

针对子宫，你首先要重视的是：观察你的"大姨妈"。很多子宫方面的问题，都会直接由月经反映出来。如果你原本正常的月经突然改变，这时你就需要警惕起来，要多加留心，如果持续产生问题，最好去看妇产科医生。

其次，注意观察你的白带。如果白带明显增多时，就需要重视起来了。

再次，要及时排查你疼痛的源头。如果你的下腹部、腰背部或骶尾部经常疼痛，或者有严重的痛经，就要引起你的注意了。

最后，需要警惕压迫感引起的排尿、排便困难。这也跟子宫有关系？是的，如果你的子宫内发生如肌瘤方面的病变，你就可能会出现这种情况。

除了以上需要重视的4个方面，我们还要学会自我摸触。挑个轻松空闲的时间，空腹平躺下，略弯双膝，放松腹部，摸触下腹部，由轻到重，如果有较大的肿块都是可以发现的。

⭐ 定期进行妇科检查

保险指数：★★★★★

如果你可以做到上面提到的那些日常自我检查，很好，那些都是对你的一种提醒与信号。但要准确及时发现重大病症，依然离不开专业的妇科检查。

保持子宫健康的最好手段就是要及时发现、随时观察，而维持专业的、定期规律性的妇科检查，便是发现问题的最方便、最准确的途径。一般来说，常规检查内容包括外阴部检查、阴道检查、宫颈检查、子宫及附件检查。检查子宫时，你一定要特别重视宫颈刮片检查、白带检测、阴道B超及对HPV（人类乳头状病毒）的检测等。你大可以放心，如果你的子宫出了问题，通过这些检查大都可以检查出来。

　　你应该要求自己养成至少每年进行一次全面妇科检查的习惯，出现问题时一定要去医院进行专项检查，以防患未然。

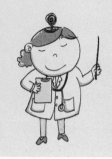

你一定听说过"千禧宝宝""金猪宝宝",羡慕嫉妒恨自己的宝宝没有赶上吗？NO，你应该庆幸自己没有赶潮生育，以前没赶上，以后也不要去赶，因为这对宝宝的一生都影响重大！

赶潮生育，宝宝一生压力大

21世纪的第一年——2000年，被人们称为新世纪、新千年的开始，还因为是我们中国人农历的"龙年"，出生在这一年的宝宝被人们称为"千禧宝宝"。那一年，许多夫妻在传统思想的作祟下，为了图个吉利，赶在有着象征权力和财富的龙年怀孕生子。

随后，依然有很多夫妇义无反顾地加入到追赶"奥运宝宝""金猪宝宝""虎宝宝"等生育队伍中，各种生育潮此起彼伏。在这种赶潮生育的大环境下，似乎谁也没有考虑到以后会发生什么局面。

★ 生育扎堆，产房难寻

因为爸爸妈咪为了给自己的宝宝讨一个好彩头，争着在各种吉利的年头生娃，一时之间孕妇比比皆是，去医院做个简单的产前检查，从挂号到就诊，耗时不少，等得人心烦不算，如果孕妈咪们急火攻心，伤了自己的身体真是得不偿失了吧。辛苦熬过孕期，一朝分娩在即，还要在产房外苦苦寻觅，只为一个产妇床位。如此生育扎堆，苦到最后真是哑巴吃黄连，有苦说不出啊。

⭐ 高负荷工作，影响医疗质量

生育扎堆，致使医护人员每天都在超负荷工作，在这种情况下，医生、护士经常加夜班连轴转，势必会造成精力不够充沛。如此透支精力很容易忙中出错，可能会对正常的医疗工作造成影响，而你若是恰好赶在医护人员筋疲力尽之时到医院检查或生产，可想而知，你受到的待遇将是多么马虎潦草，这样很容易给你和宝宝带来危险。

⭐ 出生高峰带来入托、上学、考学、就业等一系列高峰

看看曾经的"千禧宝宝""金猪宝宝""奥运宝宝"们渐渐长大，他们都经历过了什么样的情景呢？宝宝赶潮出生所造成的后果，已经清楚地摆在了你的眼前——你身边亲朋好友的宝宝们入托时幼儿园人满为患，上小学时学校"爆棚"，考学时众人都在挤那独木桥……你是不是看得都胆战心惊呢？

⭐ 生儿育女 勿仓促"上马"

赶潮生育，难免会让爸爸妈咪们在计划怀孕时，仓促"上马"。宝宝一生的健康以及一些标志性轨迹，其实在你给予他生命之初，就可以安排下来。

有计划、有准备地生育，才能使宝宝身体更健康，生活更从容。既然如此，何乐而不为呢？在你打算做妈咪的那一刻开始，从自己身体、经济和环境等方面做好充分的准备，避免一切干扰宝宝健康以及今后所要面对的各种生活不和谐的因素。

我们都要本着对宝宝负责的态度，对赶潮生育说不，还要清楚地认识到：每年人口占有的资源是均衡的，如果人为地改变出生率，那么宝宝的出生率就会出现大年、小年之分，这样的必然结果就是在大年里资源短缺，在小年里资源闲置。所以，我们要在尊重个人实际的基础上，理智从容地应对赶潮生育，帮助自己未来的宝宝，赶走那些一出生就要面临的各种压力！

你一定听说过"宫外孕"，一定也被它所带来的恐怖后果吓倒过！"宫外孕"是孕妈咪们最怕见到的麻烦。难道就不能及早发现它，把它所带来的可怕后果控制到最低程度吗？

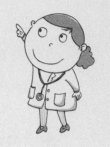

宫外孕有哪些"警报"

宫外孕其实是一种异位妊娠，是孕妈咪最怕见到的大麻烦，也是严重威胁育龄女性健康的一大"隐形杀手"。

"宫外孕"到底是怎么发生的呢？正常情况下，精子与卵子通过输卵管时初次相遇，并结合在一起形成受精卵，之后，受精卵宝宝会在输卵管及其纤毛的帮助下，用大约4天的时间入住子宫，并"安营扎寨"。由此可见，受精卵从输卵管到子宫这段途中如果出现意外，流落到了其他不该去的地方，比如被阻止在输卵管，或运行至卵巢、盆腔、腹腔等处，便会发生宫外孕。

发生宫外孕的早期，除非经过专业的检查，否则很难看出什么症状。所以，很多妈咪一开始并没有留意，等到突然发生剧烈腹痛了才开始警惕。但此时孕卵包膜往往已经破裂或快要破裂，必须得马上去医院进行治疗。如果你因为剧烈疼痛而休克，且情况非常严重，或者腹腔内出血很严重，就可能造成严重的后果。

其实你知道吗？宫外孕也是有预警信号的。以下几种常见信号，备孕妈咪可以提前学习一下。

★ "宫外孕"的蛛丝马迹

腹痛

这是宫外孕最常见的症状，发生率在95%以上。这种腹痛跟普通腹痛有所不同，往往是突发性的，且一侧下腹部会有撕裂或阵发性的疼痛，还时常伴有恶心、呕吐等症状。

停经

多数女性在发病前有大约6周的停经史。

不规则阴道出血

这种出血多是点滴状的，颜色为深褐色，可能持续出血，也可能间歇性出血，不过量都很少，不超过月经量。当然，也有些孕妈咪没有阴道流血的症状。

盆腔包块

输卵管妊娠流产或破裂以后，所产生的血肿会与周围的组织器官粘连、包裹在一起，从而形成包块。

其他

如果内出血多的话，你还会出现贫血、头晕、面色苍白、血压下降、肛门坠胀、脉细、冷汗淋漓、昏厥、休克等症状。

如果你发现自己出现了上面这些症状，千万不要大意，要尽快去医院检查。在宫外孕的早期不仅治疗容易，痛苦也小。如果你怀疑自己已经怀孕了，一定要尽早去医院进行B超检查，以确定是正常怀孕还是宫外孕。

B超检查的敏感性与特异性日益提高，是诊断早期妊娠快速准确的方法。B超辅助诊断宫外孕的准确率为70%～94%。因此，为了排除非正常怀孕的宫外孕，可以在妊娠5～6周左右到医院进行B超检查，也许你担心这么早做B超会对宝宝不利，这点你放心，现在并没有研究发现B超对宝宝发育会造成不良影响。

当你发现自己怀孕之后，千万不要拖着不去医院，否则不仅对正常怀孕十分不利，万一真是宫外孕，那就更加危险了！当你出现类似先兆流产的情况时，要及时去医院做检查，如果是先兆流产，需要遵医嘱注意休息和保胎；如果是宫外孕，就要在医生的指导下尽快接受治疗。

了解了宫外孕的各种预警信号之后，各位妈咪好像还不太放心，有点治标不治本的意思，如果能预防宫外孕不是更好吗？那就要先认识一下宫外孕的发病因素了。

⭐ 宫外孕的发病因素

● 如果你的输卵管先天发育不良或者畸形，输卵管的蠕动和纤毛的摆动就会受到影响，从而无法把受精卵宝宝顺利地送到子宫。

● 如果你患有子宫肌瘤、卵巢肿瘤、子宫内膜异位症等疾病，你的输卵管的形态和功能就会因此而发生改变，这样就会增加宫外孕的可能性。

● 资料显示，使用避孕环避孕，避孕失败以后发生宫外孕的可能性会比一般人高。

● 如果你之前发生过宫外孕，却没有找出宫外孕的原因并将其消除，那么，再怀孕时，发生宫外孕的概率会明显高于普通妈咪。

● 如果你长期吸烟或喝酒，你的输卵管就容易发生狭窄，纤毛摆动功能也容易低下，输卵管壁的蠕动性也会比较差，这会在很大程度上影响受精卵宝宝"迁居"到子宫里去。

● 如果你的输卵管发生过炎症，或者输卵管节育术后需要重新疏通，那你就要小心了，这都可能导致你的输卵管狭窄，不利于受精卵顺利通过。

当你了解了上面这些导致宫外孕的发病因素后，就会知道宫外孕也是可以预防的。

★ 如何预防宫外孕

想要远离宫外孕，各位妈咪应注意以下几点：

● 计划"造人"时就要戒烟戒酒，保持良好的生活习惯。

● 重视孕前检查，如果患有输卵管炎、附件炎或盆腔炎，一定要及时治疗。

● 如果发现"大姨妈"没有按时报到，就要进行尿妊娠试验，以确定自己有没有怀孕；确定怀孕后，最好在"大姨妈"爽约后6周内到医院做一次全面的早孕检查。

● "大姨妈"爽约后短期时间内，如果下腹部的一侧出现莫名的隐痛或酸胀感，你就要提高警惕了，这可能是宫外孕的征兆！

● "大姨妈"爽约后不久，如果你的阴道中排出膜样的管状物或片状物，你就要及时去医院做检查，并根据医生的建议进行治疗。

● 如果你受孕有困难，需要服用排卵药物，一定要在医生的指导下进行。

● 近年来导致宫外孕发病率上升的一个重要原因就是反复人流，所以，如果你们暂时还不打算要宝宝，一定要做好避孕工作，不要等到悲剧发生了才后悔。

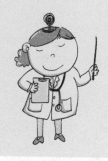

你对安全套一定不会陌生。在那些没有准备做妈咪的日子里，和老公爱爱的时候，怎么能少了它！不过，安全套一定"安全"吗？你有过用安全套也失败的经历吗？怎样才能让安全套更安全呢？

安全套怎么用才安全

安全套，顾名思义，无论你是用来避孕还是防病，都是保障你安全的东西。这小小的膜套，可不能小看呦，它能让你尽情地享受爱爱的乐趣，是你和老公"二人世界"中十分重要的东西！

安全套的使用方式正确与否，决定着你避孕的成败，所以安全套的使用方法需要你在"爱爱"前就熟练、准确地掌握。下面与安全套有关的知识一定会让你获益匪浅。

★ 如何挑选安全套

现在市面上的安全套是五花八门，应有尽有。在这么多样式中该如何选择才好？最重要的是，要依照你的需求或体质，选出最适合的产品。至于造型、颜色等因素都只是情趣上的附加价值罢了。

首先，安全套的差异不仅体现在厚薄、造型、颜色等方面，更体现在制造材质上。目前市面上大约有三种不同材质的安全套：乳胶、聚亚氨酯以及动物性膜。如果使用方法正确无误，那么避孕和防止性病传染效果最好且最耐用的当属乳胶制安全套了，也正因此，它是目前使用最广泛的一类。不过有大约6%的人可能会对乳胶过敏，使用之后，出现瘙痒、灼痛等过敏症状。如果你或你的另一半非常不走运，恰恰属于这6%的人——对乳胶过敏的话，就只能选择其他材质的安全套了。

有人可能要问："'那儿'的大小与选择安全套有关系吗？"其实安全套都有很不错的延展性，所以尺寸大小并不会有什么区别。不过，最好还是选择与之相匹配的型号吧，这样会更加稳妥一些！

另外，药房和便利商店都可以选购的到安全套。选择时必须认准是正规厂家生产的，谨防买到伪劣产品。选购时还要注意是否在保质期内。选购回家应拆开包装看它有无霉变，使用前还要检查它有无破损，是否漏气。

⭐ 如何使用才安全

安全套的正确使用是有"讲究"的。

时常检查，以防失效

为了"安全"，你要经常检查安全套的保质期，确保使用时没有过期失效。虽然在正常情况下，安全套具有比较长的保质期，可以存放几年都不变质，但你存放的方式和处所可能会影响它的安全性能。

存放的时候，一定要选择阴凉、干燥的地方，并远离酸、碱、油等。若是温度太高，安全套容易变得没有弹性，在拉开时容易被扯破。若是靠近酸、碱、油等，安全套会发黏、发脆，就算此时尚在保质期内，其安全性能也已不复存在。此外，如果把安全套放在抽屉或者手提包里，很容易被钥匙、笔等尖物刺破。所以，你最好每隔一段时间就进行一次大检查，把过期失效的扔掉，同时再补充一点新货。

手撕包装，别用剪刀

使用安全套前，撕开包装是有诀窍的呦！打开包装之前，你最好先把安全套挤向一边，然后用手指小心翼翼地撕开包装，千万不要拿剪刀剪，否则很容易把安全套弄破。撕开包装后，按照挤牙膏的方式把安全套慢慢挤出来，注意不要用手指拿，因为你的指甲也可能会把安全套刮破。

全程使用，避免戴反

有的夫妻"爱爱"时不开灯，经常在佩戴过程中将安全套内外搞反。这可是非常危险的。因为万一你购买的安全套的内侧面或外侧面涂有药物或其他化学成分，戴反的话不但起不到"安全"作用，反而容易引起不良刺激。

接着，在戴安全套时不要将其完全展开，先捏住安全套的尖端，将顶部的空气挤出，一来防止气泡在"爱爱"时挤破安全套，二来为精液留一些空间。然后一只手捏住前端，一只手将安全套平稳地推向前，直至包覆至阴茎底部。

佩戴安全套的时机，最好选在前戏过后、阴茎完全勃起的时候。如果在"爱爱"的过程中安全套发生破裂，要么马上停止"爱爱"，要么事后采取紧急避孕措施。

需要特别注意的是，必须在整个"爱爱"过程中都使用安全套，有人在快要射精时才戴上安全套，这就可能造成避孕失败。因为性交时，男性会流出少量的分泌物，而这些分泌物中很有可能就含有精子，这些精子一旦进入阴道到达子宫，就有可能与前进中的卵子结合，导致受孕。

及时摘掉，用过即扔

佩戴安全套的时候有讲究，摘掉的时间同样也有讲究。高潮过后，你就应该提醒老公让"泄了气"的"小弟弟"离开你的身体。此时，要按住安全套的底部连同阴茎一起抽出，要保证没有精液意外流出，否则就需要采取紧急避孕措施。如果等到"小弟弟"变得"瘫软无力"了才抽出，精液就可能沿着松弛的安全套流进你的体内。

取下安全套的时候，手上难免会沾上精液，这时一定不要让老公接触你的生殖器官。千万要注意的是，安全套属一次性消耗品，绝对没有回收再用这回事儿。每一次"爱爱"都必须使用一个新的安全套。如果你们依然性致未减，准备马上进入下一轮的"战斗"，那就先彻底清洗精液，然后更换一只新的安全套再继续吧。

⭐ 发生意外怎么办

即便你是安全套的"铁杆粉丝"，每次使用都能正确无误，而且坚持有"套套"才有"爱爱"，那也不能保证万无一失。因为没有人能够保证安全套真的百分百安全，不会脱落或破裂。

会不会发生做到一半就脱落的窘况？答案是肯定的。如果佩戴的时候没有确定安全套根部已紧紧套牢，就可能发生脱落，这时，你也不用惊慌，只要采取正确、有效的紧急避孕措施就可以了。

为了防止安全套因为过度摩擦而破裂，最好的办法就是使用润滑液，以减少摩擦阻力。需要注意的是要选择水溶性的润滑液，切忌使用凡士林、婴儿油等会损蚀安全套的油性润滑剂。

安全套是我们常用的一种避孕工具。它不仅携带方便，具有较高的避孕成功率，而且还可以预防疾病，的确是每一对夫妻的"最佳伴侣"。为了让安全套的效果发挥到最大，你一定要学会正确使用安全套。